Sur les auteurs

Respectivement ancienne vice-présidente et ancien président d'Act Up-Paris, Pauline Londeix et Jérôme Martin ont cofondé l'Observatoire de la transparence dans les politiques du médicament (OTMeds) en 2019. Jérôme Martin est né en 1974 et est enseignant. Née en 1986, auteure de nombreux rapports de recherche sur les politiques concernant les médicaments et diagnostics, en particulier contre le VIH/sida, les hépatites virales, la tuberculose et le diabète, Pauline Londeix collabore pour ces questions avec de nombreuses ONG, en particulier au Maroc, en Asie du Sud-Est, aux États-Unis et au Brésil, où elle a vécu. Elle est notamment membre du comité éthique de l'Institut Pasteur (IRB) et intervient régulièrement à l'Institut de relations internationales et stratégiques (IRIS). Depuis plus de quinze ans, tous deux ont développé une expertise unique sur les politiques du médicament, à l'intersection de nombreuses disciplines.

L'action de l'OTMeds a notamment conduit à l'adoption d'un amendement historique favorisant la transparence sur les contributions publiques à la recherche et au développement en France. Depuis 2021, l'OTMeds collabore avec la clinique du droit de Sciences Po Paris et est l'auteur d'un rapport sur la relocalisation de l'industrie pharmaceutique en Europe et dans les États membres.

PAULINE LONDEIX ET JÉRÔME MARTIN

COMBIEN COÛTENT NOS VIES ?

Enquête
sur les politiques
du médicament

10/18

AMORCE

Ouvrage dirigé par Élodie Levacher

ISBN 978-2-264-08111-7

PROLOGUE

Depuis des années, nous répétons que l'accès à la santé doit être un droit pour toutes et tous. Le répéter, encore et encore, ne le rendra pas plus concret, mais le langage et la prise de parole publique marquent une première étape pour refuser une situation inacceptable et injuste. Nous avons vu des personnes mourir faute d'accès à des traitements, car ils n'étaient pas disponibles là où elles étaient. Nous avons vu des personnes mourir, car la maladie qui les touchait ne faisait pas suffisamment l'objet de recherches biomédicales. Nous avons vu des personnes mourir dans la souffrance, car les médicaments dont elles avaient besoin pour une fin de vie digne n'étaient plus disponibles. Nous avons vu des soignants accompagner des personnes en fin de vie dans leur douleur, car ils ne disposaient pas des traitements adaptés à une fin de vie digne. Nous avons vu, dans des pays riches, des personnes partager un traitement centenaire, l'insuline, car son prix était trop élevé, et ainsi mettre leur vie en danger.

Pourtant, nos sociétés savent produire chacun de ces médicaments. Ces situations sont donc insupportables, et défendre le système actuel, profondément dysfonctionnel car il permet tout cela, en brandissant le droit à la propriété et les logiques de marché, nous semble abject.

L'adage selon lequel « la santé n'a pas de prix » revient souvent. Pourtant, inscrite dans l'économie de marché, celle-ci en a forcément un. L'enjeu est donc de se poser les bonnes questions. Comment les sociétés peuvent-elles garantir le droit fondamental à la santé ?

Notre travail se situe à l'intersection de plusieurs disciplines qui n'ont pas nécessairement pour habitude de se croiser dans les sphères universitaires, ou dans les recherches, créant souvent des angles morts dans la réflexion et limitant la portée des solutions esquissées. Car en réalité, la technicité du sujet des politiques du médicament ne doit pas masquer des enjeux qui sont simples : garantir et rendre effectif le droit à la santé.

Le travail de l'OTMeds, que nous avons fondé en 2019, et ce livre se nourrissent de l'ensemble des rencontres faites au fil des années, dans des pays à faible et moyen revenu, en particulier, qui ont élaboré des stratégies pour permettre que des traitements vitaux soient disponibles dans les pharmacies de leurs hôpitaux. Il faut souligner le travail extraordinaire mené par la société civile de ces pays sur ces questions, le transfert des stratégies activistes développées au Sud vers les pays du Nord. Nous rendons ici hommage à nos collègues brésiliens, indiens et thaïlandais, puis marocains, argentins et américains qui ont notamment développé les procédures d'oppositions aux brevets et qui, par leurs actions, ont permis à des populations entières d'avoir accès à des médicaments qui sauvent des vies. Dans certains cas, ils ont mené ces stratégies main dans la main avec leur gouvernement et avec les industriels. Parfois, ils ont mené ces combats seuls et les ont gagnés, preuve qu'il est possible de faire avancer les choses malgré de forts vents contraires.

En France, nous avons fondé l'OTMeds, parce que nous refusions de voir l'accès restreint à des traitements dont le développement a pourtant été en partie financé par de l'argent public ou caritatif, et nous refusons d'assister à la destruction de l'hôpital public, qui engendre des pertes de chances considérables et des drames, alors qu'en parallèle les dynamiques d'augmentation du prix des nouveaux médicaments ne sont jamais remises en cause.

Enfin, nous rendons hommage à celles et ceux qui, dans des positions institutionnelles, se mobilisent pour faire avancer les choses.

Combien coûtent nos vies ?[1] est un appel à l'engagement et à l'espoir, à la ténacité et à la résistance, face à un système inéthique qui prive une majeure partie de la population mondiale d'un accès à des traitements vitaux, alors qu'ils existent pourtant. Dénoncer ce qui est injuste est une première façon de résister, même lorsque tout semble perdu. Et même lorsque tout semble perdu, il faut se rappeler que rien n'est véritablement irréversible en matière de politiques. Dans cette résistance, chacune, chacun a un rôle à jouer.

Avril 2020. En France, la première vague de la pandémie de Covid-19 met les hôpitaux parisiens face à un afflux exceptionnel de patients. Des médicaments essentiels, utilisés dans les services de réanimation, viennent à manquer. L'État est pris au dépourvu et les protocoles des hôpitaux doivent être adaptés aux fortes tensions d'approvisionnement. Quelques mois plus tôt, la Chine a connu un arrêt de la production de ses sites de principes actifs pharmaceutiques et l'Inde, également grande productrice, vient de fermer ses frontières aux exportations. La dépendance extrême vis-à-vis de ces deux pays, qui produisent 80 % de la matière première pharmaceutique utilisée pour fabriquer nos médicaments, se fait immédiatement sentir dans les services hospitaliers. La France, dont les stocks stratégiques de médicaments étaient au plus bas avant le début de la pandémie[2], n'est alors pas en mesure de mettre en place une production d'urgence.

***

Novembre 2020. Moins d'un an après le début de la pandémie de Covid-19, les firmes Pfizer et Moderna annoncent chacune avoir obtenu l'homologation de candidats vaccins à ARN messager qui ciblent la protéine spike du SARS-CoV-2. Ce succès rapide masque l'état de la recherche sur d'autres maladies. Par exemple, selon l'Organisation mondiale de la santé (OMS), l'inefficacité grandissante des antibiotiques face aux multiples résistances que développent les bactéries est l'une des principales menaces en santé publique de ce siècle. À même de compromettre des décennies d'avancées en recherche biomédicale. Malgré le soutien financier affiché par les États-Unis ou l'Union européenne, cette urgence ne semble pas faire partie des priorités de la recherche pharmaceutique menée par les industriels.

***

Décembre 2019. Un médicament utilisé contre une maladie rare, l'atrophie musculaire spinale, est mis sur le marché par la firme Novartis AG au prix de 2 millions d'euros l'injection.

***

Ces trois exemples renvoient à une cause commune, l'opacité – systémique, systématique et structurelle – qui empêche l'évaluation des politiques publiques. Ces exemples illustrent aussi les grands défis à relever en matière de santé et d'accès aux soins : les orientations de la recherche, l'approvisionnement et le prix des médicaments. Chacun de ces trois volets est tributaire des choix stratégiques que les États ont abandonnés aux grandes firmes pharmaceutiques, alors que leur objectif principal est avant tout la réalisation de profits. Ces trois grands défis conditionnent pourtant notre accès aux soins, par conséquent l'exercice effectif du droit à la santé défendu par l'article 25 de la Déclaration universelle des droits de l'homme des Nations unies.

Les questions auxquelles il faut répondre sont simples : de quels médicaments et produits de santé a-t-on besoin ? Quelles sont les forces et failles du système actuel ? Comment garantir la mise au point et la production de ces médicaments, notamment dans un contexte d'augmentation de la population mondiale et de besoins en médicaments ? Grâce à quels leviers ? Quelles réformes les États peuvent-ils entreprendre pour reprendre la main sur les politiques sanitaires, et spécifiquement sur celles touchant aux médicaments, diagnostics, vaccins, à l'ensemble des produits de santé ? De quels modèles pragmatiques et initiatives existantes pouvons-nous nous inspirer ? Il en va d'enjeux fondamentaux comme le droit à la santé, la pérennité de notre modèle social, l'équité en matière d'accès aux soins et la préparation de nos sociétés aux futures pandémies.

LE MEILLEUR DES MODÈLES DE RECHERCHE POSSIBLE ?

Les médicaments dont nous avons besoin sont identifiés à partir de données épidémiologiques et cliniques. Parmi ces données et outils, on peut citer la surveillance des maladies, de leur évolution, le taux de mortalité, de guérison, le développement d'outils de diagnostics in-vivo et in-vitro, le suivi de l'efficacité des traitements éventuellement existants, de leur toxicité, l'analyse de l'état de la recherche et des standards existants sur un problème de santé. Se fondant sur les résultats de ces indicateurs, l'OMS relaie, depuis sa création en avril 1948, ces informations et joue ainsi un rôle clé. En 1977, elle instaure une « liste modèle des médicaments essentiels ». Mis à jour régulièrement, cet outil de référence recense les médicaments considérés comme indispensables d'un point de vue thérapeutique, nécessaires à la prise en charge de maladies chroniques, infectieuses, ou encore non transmissibles. L'objectif est d'orienter les priorités de recherche et d'inciter les États à les intégrer dans leur stratégie nationale.

Afin d'encourager les développeurs à répondre à des priorités en matière de santé globale et combler des manques de la recherche, l'OMS tient également des listes d'agents pathogènes prioritaires et de profils cibles de médicaments, les *target product profiles* (TPP). Bien qu'incomplètes, car ne prenant pas en compte l'ensemble des besoins liés aux maladies rares ou orphelines, elles n'en restent pas moins un outil important, qui s'appuie à la fois sur la surveillance épidémiologique des bureaux locaux de l'OMS et sur une démarche rationnelle fondée sur les preuves scientifiques[3]. Aujourd'hui, la liste de l'OMS pointe l'attention sur plusieurs grands domaines dont on peut citer trois exemples : la résistance aux antibiotiques, certaines maladies infectieuses et des maladies non transmissibles.

Dans les années 1940, on constate une moindre efficacité du premier antibiotique découvert en 1928 par Alexander Fleming, la pénicilline. La cause : les bactéries qu'elle était censée combattre ont évolué. En 1970, à la suite de la découverte des premières bactéries multirésistantes aux antibiotiques (BMR) puis, dans les années 2000, des bactéries hautement résistantes (BMRe), le problème devient un défi de santé majeur. Ce phénomène, qui est dû notamment au mésusage de ces médicaments chez l'être humain et à leur recours massif sur les animaux dans les élevages intensifs[4], provoque 35 000 décès par an aux États-Unis[5] et 33 000 en Europe, dont 5 500 en France[6]. En 2019, l'OMS recensait près de 465 000 nouveaux cas. Parmi eux, moins de 40 % des personnes touchées avaient accès à des traitements efficaces. On estime à 5 millions le nombre de morts liées à ces résistances[7] cette même année. Si des solutions ne sont pas rapidement trouvées, de très nombreuses interventions médicales et des traitements développés au cours du siècle dernier seront alors compromis. Les antibiotiques sont en effet essentiels, dans le cadre de chimiothérapies, pour des chirurgies complexes, pour les greffes d'organes, en néonatologie et en réanimation, mais aussi pour la prise en charge postopératoire d'interventions de routine.

Ce sujet de santé publique inquiète et fait l'objet d'une mobilisation importante du secrétariat de l'OMS, et de plans d'actions spécifiques, notamment aux États-Unis, le U.S. National Action Plan for Combating Antibiotic-Resistant Bacteria, et en Europe, le plan EU Action on Antimicrobial Resistance[8]. La Commission européenne estime que cette urgence sanitaire coûte 1,5 milliard d'euros en soins de santé chaque année en Europe, et à ce titre, elle investit 5,1 milliards d'euros d'argent public sur la période de 2021 à 2027. Les firmes pharmaceutiques, quant à elles, ont mis en place l'AMR Action Plan, dont l'objectif est de développer de nouveaux antibiotiques. L'initiative espère récolter, de la part de banques de développement et de philanthropes, 1 milliard de dollars qu'elle compte investir dans la recherche et le développement[9]. Malgré l'ampleur du phénomène, en France, ce sujet n'est traité par le ministère de la Santé et par le ministère de l'Agriculture que sous l'angle de la prévention et du bon usage des antibiotiques existants. Il demeure par ailleurs absent des rapports parlementaires et feuilles de route gouvernementales sur l'innovation en santé, élaborées exclusivement avec les représentants des industries et des start-up[10].

Dans ce domaine ainsi que pour d'autres maladies infectieuses, l'OMS, comme la Commission européenne, incite à conduire des recherches prenant en compte la santé humaine et animale (One Health), puisque de plus en plus d'épidémies se jouent dans l'articulation d'espèces à espèces. Cette approche a pour but d'améliorer la préparation aux pandémies.

Autre risque majeur pointé par l'OMS : les maladies transmissibles. On trouve le Covid-19, responsable d'au moins 6 millions de morts en deux ans, et première cause de mortalité en 2020 ; le VIH/sida, qui a fait entre 30 à 45 millions de morts depuis 1983 ; d'autres agents infectieux, virus et infections respiratoires ; certaines maladies sexuellement transmissibles. La tuberculose, maladie millénaire, en fait aussi partie : le *Mycobacterium tuberculosis* a tué au moins 30 millions de personnes entre 2001 et 2021 et est en 2020 la deuxième cause de mortalité par maladie infectieuse. 23 % de la population mondiale serait infectée par une forme latente de la tuberculose. Cette prévalence en Europe est de 14 %[11]. La lutte contre les hépatites virales B et C représente également un enjeu majeur. À titre d'exemple, 10 millions d'Égyptiens étaient atteints d'une hépatite virale C avant 2013. Ces deux virus, qui touchent des dizaines de millions de personnes[12], sont responsables de la détérioration du foie chez ceux qui en sont atteints et provoquent de nombreux carcinomes hépatocellulaires et cirrhoses.

Enfin, les maladies non transmissibles sont aussi dans les priorités de l'OMS. Elles regroupent les infarctus du myocarde, accidents vasculaires cérébraux, cancers, diabètes et affections respiratoires chroniques et sont les causes majeures de décès mais aussi de vies gâchées.

Entre 2000 et 2019, ces pathologies ont fait perdre à l'ensemble de l'humanité près de 100 millions d'années de vie en bonne santé cumulées[13]. Cet indicateur mesurant le nombre d'années vécues par un individu sans handicap invalidant est précieux pour évaluer les besoins en santé et ne pas limiter ceux-ci au recul de la mortalité[14]. L'explosion des maladies non transmissibles depuis le début des années 2000 résulte directement d'un changement de mode de vie lié essentiellement à la sédentarisation et la consommation d'aliments transformés, gras et sucrés. Les atteintes à l'environnement qui génèrent de la pollution, en raison notamment de l'industrialisation, sont aussi directement en cause. En 2020, on compte ainsi 7 maladies non transmissibles parmi les 10 principales causes de décès, alors qu'elles étaient 4 en 2000. Dans le monde, 9 millions de personnes sont mortes de maladies cardiaques en 2019, et en France, en 2018, 157 000 personnes d'un cancer. Il est estimé qu'en 2022 537 millions de personnes sont atteintes de diabète, soit environ 1 personne sur 10, et que 700 millions de personnes devront vivre avec la maladie en 2045.

Toutes ces données sont établies alors que les outils diagnostiques et de suivi de la prise en charge sont moins disponibles dans les pays à faible et moyen revenu, et ne font remonter que des données parcellaires, biaisant l'évaluation des besoins réels des populations.

L'ensemble de ces maladies constitue des défis majeurs en France comme dans le monde pour les décennies à venir. Les recherches à mener ne concernent pas seulement la découverte ou l'amélioration de traitements parfois contraignants et toxiques, ni la seule commercialisation de nouvelles lignes de traitements contre des virus devenus résistants aux anciens, par exemple dans le cas du VIH, mais aussi les diagnostics et le suivi des personnes. L'objectif est d'augmenter les chances de guérison et de prendre en compte les formes de maladies considérées aujourd'hui comme incurables (par exemple, le VIH/sida, le virus de l'hépatite B, certains cancers, parkinson, qui concerne 1,5 % des Français de plus de 65 ans[15], alzheimer, qui touche de 2 % à 4 % des Français de plus de 65 ans, et 15 % des plus de 80 ans[16] ou encore la sclérose en plaques) ainsi que les maladies rares, orphelines, pour lesquelles la recherche d'un traitement est retardée en raison du faible nombre de personnes touchées, ou encore la vingtaine de maladies tropicales négligées par la recherche recensées par l'OMS (la dengue, la maladie de Chagas, etc.) et qui touchent dans le monde un milliard de personnes. Il s'agit également de se préparer à l'émergence de nouvelles maladies, directement liées à l'évolution de nos modes de vie, et aux atteintes portées sur l'environnement, comme la déforestation.

Le système mis en place par l'OMS, au demeurant perfectible, permet comme jamais auparavant de définir des priorités de recherche et de les coordonner à un niveau international. Force est toutefois de constater que des besoins essentiels de notre santé demeurent sans réponse. Pour comprendre ces failles, il faut se pencher sur le modèle dominant qui structure la recherche pharmaceutique actuelle.

Le médicament moderne naît au XIXe siècle à partir de la purification des principes actifs de quelques plantes médicinales et de leur étude sur les fonctions de l'organisme, dans un contexte de mise en place progressive de la médecine expérimentale. On commence par tester les plantes mentionnées dans les traités antiques[17]. Et on note que parmi les milliers de plantes à usage médicinal des manuscrits anciens, seul un petit nombre aboutit à des molécules d'intérêt thérapeutique. C'est le début de la science pharmacologique. C'est à cette période que les progrès de la chimie rendent pour la première fois possible la synthèse des mêmes principes actifs. À Leipzig, en 1878, la thèse que soutient Paul Ehrlich sur l'affinité des colorants en fonction des tissus a un impact majeur dans le domaine pharmaceutique avec la découverte de la notion de récepteur et par extension de la notion de cible moléculaire des médicaments. Ce n'est donc pas un hasard si plusieurs firmes pharmaceutiques naissent alors, directement issues de l'industrie des colorants, notamment Bayer en 1862, Gilliard, Monnet et Cartier (qui deviendra Rhône-Poulenc, puis Sanofi aujourd'hui) en 1869 et Sandoz (Novartis AG) en 1886. Le département pharmaceutique de Bayer est créé en 1888 avec des premiers médicaments analgésiques : la phénacétine, le sulfonal, puis l'aspirine, obtenue par synthèse chimique. Jusqu'à la fin des années 1930, de nombreuses petites et moyennes entreprises pharmaceutiques se créent et se rapprochent d'industries chimiques de plus en plus concentrées. Cette concentration s'accélère à l'après-guerre. À partir des années 1960, la découverte des biotechnologies, qui permettent la fabrication de produits pharmaceutiques à partir de cellules vivantes, catalyse une nouvelle évolution du secteur dont nous sommes tributaires.

La recherche biomédicale que nous connaissons de nos jours est, elle, issue d'un modèle hybride de financements, à la fois publics, privés et caritatifs. Elle se structure autour de différentes phases, de la recherche fondamentale aux essais cliniques de phase 3 et jusqu'à la mise sur le marché. Il est très difficile de disposer de données non agrégées permettant d'évaluer le financement du développement d'un produit de santé spécifique. Mais il est possible de les retracer, notamment lorsque certaines données sensibles sont accessibles de façon transparente, et en complément de cartographies précises des brevets déposés. Il est courant que des inventeurs ayant identifié un candidat ou une technologie prometteuse dans le cadre de leurs recherches publiques déposent des brevets et créent des biotechs ou start-up ayant pour mission de les développer. Cette phase est souvent l'étape où des recherches issues du public, ou du secteur caritatif, basculent dans les mains d'acteurs privés, notamment par le biais de start-up. Ces petites entreprises ont pour avantage de bénéficier d'aides publiques spécifiques et nombreuses, mais aussi de financements par du capital-risque, c'est-à-dire de l'argent fourni par des personnes qui ont pour objectif une revente de leur part avec un bénéfice non négligeable. Cela permet des investissements importants, mais cela impose aux start-up d'accepter que les investisseurs revendent leur part directement à une grande entreprise, ou bien la placent en Bourse, dès qu'une opportunité se présente.

Dans les années 2000, la recherche publique française, notamment à travers l'Institut national de la santé et de la recherche médicale (INSERM), l'Assistance publique des hôpitaux de Paris (AP-HP), l'École supérieure de physique et de chimie industrielles de la ville de Paris (ESPCI), a largement contribué au développement d'outils non invasifs d'évaluation de la fibrose hépatique, tels que le FibroScan et le FibroTest. Ces technologies, indispensables dans le suivi des hépatites virales, évaluent de façon non invasive l'état du foie, et ainsi guident les choix thérapeutiques. Mais des brevets ont été déposés et des licences exclusives accordées à des start-up privées, respectivement Echosens et BioPredictive, créées par des inventeurs dans le cadre de leur fonction publique. Aujourd'hui, ces firmes jouissent d'un monopole sur ces technologies et imposent des prix très élevés. Pour les maladies négligées par les marchés, il est courant que ce soient des fondations ou des ONG qui conduisent ou financent elles-mêmes la recherche ou les essais cliniques (comme dans le cas de la bédaquiline sur la tuberculose) ou qu'elles cèdent les brevets et les technologies à des start-up.

Il y a donc pour un même produit un enchevêtrement d'acteurs et de financements hétérogènes, souvent multiples et internationaux. Il est ainsi impossible d'attribuer le développement d'une technologie de santé exclusivement à un seul d'entre eux. En l'absence de données transparentes, il est difficile de mesurer l'investissement de chacun à ces efforts de recherche et développement. Les autorités sanitaires doivent donc croire les industriels sur parole lorsqu'ils déclarent contribuer davantage que le secteur public.

Au niveau public, le financement de la recherche est issu de différentes enveloppes en fonction des pays et des institutions qui les financent. L'absence de transparence, de données désagrégées, et d'analyse de celles qui existent par les pouvoirs publics, rend difficile une évaluation systématique. On peut identifier plusieurs phases de financement : celle de la recherche fondamentale, le crédit d'impôt recherche en France, les différentes incitations fiscales, les remboursements par l'Assurance maladie. L'évasion et l'optimisation fiscales, qui font que certaines firmes ne paient pas ou peu d'impôts dans certains pays, sont des rentrées financières en moins pour les États. Et puis, on compte en parallèle des appels d'offres européens ou les fonds multilatéraux, internationaux, ou dirigés par des ONG recevant des dons défiscalisés sur des technologies précises. On peut ainsi dire que les États contribuent plusieurs fois au financement d'une même technologie de santé.

Les États qui investissent le plus dans la recherche scientifique sont les États-Unis et la Chine, mais aussi les pays membres de l'UE, le Royaume-Uni, et le Canada. Aux États-Unis, le budget du National Institute for Health (NIH) s'élève en 2023 à 62,5 milliards de dollars. En France, le budget de l'INSERM s'élève quant à lui à un peu moins d'un milliard d'euros. Par ailleurs, si on évalue la recherche à travers le nombre de publications scientifiques, la France est 48e dans le classement mondial.

Du côté du secteur privé, en 2016, les dix premières multinationales pharmaceutiques sont exclusivement établies en Europe ou aux États-Unis. Si nous ne disposons pas des montants de leurs investissements dans la recherche, nous pouvons en revanche établir qu'elles cumulaient à elles seules un chiffre d'affaires supérieur à 300 milliards de dollars en 2016, représentant plus du tiers du chiffre d'affaires mondial[18] du secteur. Ces géants sont souvent le fruit de fusions et acquisitions, voire de « méga-fusions » comme lorsque Pfizer rachète Pharmacia Corp en 2003 pour 59 milliards de dollars. Une autre tendance notable des trois dernières décennies est un phénomène que l'on appelle la « spécialisation » et qui entraîne une forte concentration des marchés. Par exemple, la fusion entre Hoechst AG et Rhône-Poulenc a entraîné la création de deux entités, Rhodia, qui s'est organisée autour de la chimie, et Aventis, concentrée sur l'agrochimie et le pharmaceutique. Cette branche pharmaceutique a été reprise en 2004 par Sanofi Synthélabo. Ce double mouvement de fusion et de spécialisation entraîne une forte concentration du marché, que l'on retrouve par exemple dans le secteur du diagnostic in-vitro, où les multinationales Roche Diagnostics, Abbott Diagnostic, BioMérieux ou encore Thermo Fisher dominent le marché mondial. On peut également citer les trois firmes Sanofi, Eli Lilly et Novo Nordisk qui se partagent le marché mondial d'insuline.

Ainsi, les images publicitaires des entreprises du médicament montrant des chercheurs concentrés sur des microscopes ne doivent pas nous tromper : les principales firmes pharmaceutiques sont avant tout des investisseurs, largement financés par des fonds d'investissements, qui ont fait du rachat de petites biotechs leur spécialité. Ce phénomène est nommé « financiarisation de la recherche ».

Cela signifie que les profits sont moins générés par des investissements dans la recherche ou la production, que par la seule circulation des actifs, dont les portefeuilles de brevets, et par la spéculation. En 2016, les firmes pharmaceutiques américaines et européennes totalisaient un montant de 863 milliards de dollars de capitalisation boursière.

En avril 2019, un analyste du groupe Goldman Sachs interroge une petite biotech dans un rapport sur les thérapies géniques : « Est-ce que guérir les patients est un *business model* durable ? » La réponse de cet expert a le mérite de la clarté : « Cette proposition [guérir un malade] a beau être d'une valeur considérable pour la société et les patients, elle pourrait représenter un défi pour les développeurs de thérapie génique à la recherche d'un flux de trésorerie soutenu[19]. » La logique propre de la financiarisation définit donc les priorités de recherche et développement non pas en fonction des besoins, mais selon des perspectives de profits, de plus en plus à court terme. Ainsi, un traitement qui soigne peut être considéré comme une menace pour un *business model*, et des pans entiers sont abandonnés, à commencer par certaines recherches sur la résistance aux antibiotiques.

Une entreprise comme Sanofi en illustre le mécanisme. Troisième leader mondial dans le domaine avec un chiffre d'affaires de 45 milliards de dollars en 2016, le géant est le fruit de processus d'acquisition et de spécialisation. De 2008 à 2018, Sanofi a supprimé 2 814 postes de chercheurs et abandonné des secteurs jugés trop peu rentables. Parmi les domaines sacrifiés, on compte alzheimer ou les maladies infectieuses, notamment celles causées par la famille des coronavirus. Autre exemple aux États-Unis. La petite biotech Achaogen a développé, grâce à de l'argent public et caritatif anglais et américain, un nouvel antibiotique prometteur face aux résistances dans le traitement d'infections urinaires et rénales, la plazomicine. Malgré l'obtention d'une autorisation de mise sur le marché par l'agence du médicament américaine, la FDA, en juin 2018, la firme n'attire pas les investisseurs boursiers, qui ne voient pas de perspectives de profits suffisants dans le produit. En 2019, Achaogen vend ses actifs pour 16 millions de dollars seulement alors que ses pertes pour l'année précédente s'élevaient à 186 millions de dollars, ce qui entraîne son dépôt de bilan en juin 2019[20]. Et à ce jour la plazomicine est absente de nos pharmacies.

Tourné vers le profit à court terme, le modèle de recherche actuel contribue par ailleurs à accroître les inégalités sociales. Le cas des femmes est éloquent. 180 millions

LA LOGIQUE PROPRE DE LA FINANCIARISATION DÉFINIT DONC LES PRIORITÉS DE RECHERCHE ET DÉVELOPPEMENT NON PAS EN FONCTION DES BESOINS, MAIS SELON DES PERSPECTIVES DE PROFITS, DE PLUS EN PLUS À COURT TERME.

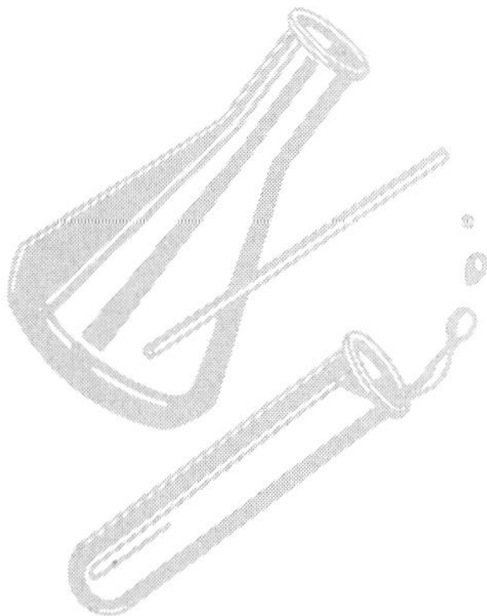

de femmes seraient touchées par l'endométriose dans le monde, entre 1,5 et 2,5 millions en France. Pourtant, l'industrie pharmaceutique privée semble se désintéresser de ce problème de santé publique. Cela n'est pas sans rappeler l'histoire de la pilule contraceptive. En 1921, l'American Birth Control League est fondée. Dans les années 1950, c'est cette organisation qui subventionne la recherche sur la contraception orale menée par Gregory Pincus, et mise au point en 1956. Dans les années 1990 et 2000, Act Up-Paris alerte notamment sur la sous-représentation des femmes dans les essais cliniques portant sur des traitements contre le VIH/sida. Ces médicaments reçoivent une autorisation de mise sur le marché alors même que ne sont pas prises en compte les spécificités physiologiques et morphologiques des femmes. Cela conduit par exemple des femmes à sous-doser certains antirétroviraux afin de réduire la toxicité liée à la prise quotidienne de ces traitements, toxicité déjà forte pour les hommes, et qui prend une forme spécifique, parfois plus forte, chez les femmes, sans que rien ait pu les y préparer.

A contrario, les industriels peuvent aussi, pour occuper des marchés rentables dans les pays à haut revenu, exagérer ou créer de toutes pièces un problème de santé, pour proposer une solution médicamenteuse, ou encore intervenir sur l'élaboration des recommandations ou auprès des prescripteurs. Cette interférence entre groupes privés et régulateur public peut parasiter la surveillance des effets indésirables. Elle est au cœur des scandales sanitaires. Leurs victimes luttent, comme Marine Martin, présidente de l'Association d'aide aux parents d'enfants souffrant du syndrome de l'anticonvulsivant (APESAC), qui mène un combat judiciaire et médiatique depuis de nombreuses années pour obtenir des réparations des pouvoirs publics et de Sanofi, dans le scandale de la Dépakine, un antiépileptique. En octobre 2019, un colloque organisé par le député François Ruffin à l'Assemblée nationale rassemble plus d'une vingtaine d'organisations confrontées à ces scandales, preuve qu'ils relèvent d'un problème structurel.

Au sein de ce modèle hégémonique, les tentatives pour combler les failles du système et chercher des réponses aux besoins réels en santé existent. L'OMS a un temps considéré l'idée d'un « prix à l'innovation », qui permettrait de récompenser les découvreurs d'un traitement contre un agent pathogène précis et pour lequel il y aurait des lacunes dans la recherche (*research gap*), mais cette piste n'a pas été concrétisée. D'autres initiatives, comme Drugs for Neglected Diseases initiative (DNDi), créée en 2003, sont mises en place pour tenter de compenser le manque de recherche sur certaines pathologies, notamment sur les maladies tropicales, comme la maladie de Chagas. La structure travaille également au développement de produits portant sur des maladies « négligées » par les marchés, comme le VIH/sida pédiatrique. DNDi a notamment permis la mise au point d'un traitement contre la trypanosomiase humaine africaine (THA), connue sous le nom de « maladie du sommeil », qui touche des populations dans des zones reculées de République démocratique du Congo. DNDi impose des conditions élevées en matière d'éthique vis-à-vis des développeurs, avec par exemple une transparence sur les licences signées et des conditionnalités en matière de propriété intellectuelle et d'accès.

Ces initiatives restent cependant insuffisantes. Pire, l'argent public comme celui des ONG ou des fondations, normalement destinés à l'intérêt général, sont souvent détournés de cette fonction. Les géants pharmaceutiques rachètent ou déposent des brevets pour des molécules dont ils ont laissé à d'autres le soin d'absorber les risques. C'est le cas d'une start-up, AveXis, qui travaille à une thérapie génique contre une forme d'amyotrophie spinale, une maladie très rare, souvent mortelle pour les nourrissons et enfants en bas âge. En 2018, le géant suisse Novartis AG achète 8,7 milliards de dollars la technologie et les brevets du Zolgensma. Le rachat se fait une fois ce candidat traitement passé à une phase probante de son développement. Les risques pris par cette start-up sont réduits. Le médicament a d'abord fait l'objet de recherches grâce à de l'argent public et caritatif. Issu de la recherche fondamentale menée par l'INSERM, il est ensuite développé avec les moyens financiers de l'AFM-Téléthon, qui reposent en grande partie sur des dons défiscalisés. Les start-up et petites entreprises sont par ailleurs souvent soutenues par les États. Ainsi, en 2016, la Banque publique d'investissement française octroie 206 millions d'euros à 500 « jeunes entreprises innovantes », un statut qui par ailleurs offre des avantages fiscaux.

Autre exemple, depuis 1952 et la mise sur le marché de l'isoniazide, puis la mise sur le marché en 1988 de la rifapentine, les avancées en matière de traitements sur la tuberculose sont rares. Alors qu'en 2018 les Nations unies fixent l'objectif à 2 milliards d'euros par an pour la recherche contre la tuberculose, les financements n'atteignent que 915 millions de dollars en 2020[21], dont un tiers de la part du National Institute for Health (NIH) américain. En 2013, vingt-cinq ans après le dernier médicament mis sur le marché en 1988, intervient une nouvelle avancée thérapeutique majeure contre la tuberculose multi-résistante aux traitements existants, la bédaquiline. Brevetée par l'entreprise Johnson & Johnson, elle est beaucoup plus efficace et comporte moins d'effets indésirables que les médicaments injectables déjà existants et toxiques, qui parfois peuvent rendre sourds. Alors que sa recherche a été financée à 60 % par le secteur public et l'argent caritatif d'ONG et de fondations, son prix aux États-Unis est fixé à 30 000 dollars[22] pour un traitement de six mois. Sans s'appesantir sur le prix du médicament (nous y reviendrons), constatons que les contributions publiques dans le développement pharmaceutique conduisent à de véritables avancées thérapeutiques.

Malgré cela, le financement de la recherche publique se réduit. En France, le budget en biologie-santé a diminué de 25 % entre 2008 (où il se chiffrait à un peu plus de 3 milliards d'euros) et 2020 (2 milliards 436 millions d'euros)[23]. De plus, la gouvernance publique se calque de plus en plus sur le privé. Le directeur de recherche au Centre national de recherche scientifique (CNRS) Bruno Canard témoigne des conséquences concrètes de cette politique sur le retard pris par son équipe dans ses recherches sur les virus à ARN depuis vingt ans[24]. Il rapporte que de nouvelles menaces (le SRAS en 2002, Zika en 2016) ont poussé les bailleurs publics à ouvrir des enveloppes spécifiques de subvention, puis à les fermer quand la menace semble s'éloigner. En 2015, alors que les recherches de financements lui prennent de plus en plus de temps et que de nombreuses demandes lui sont refusées, Bruno Canard interpelle la Commission européenne dans des lettres d'intention pour des appels d'offres, en signalant que deux familles de virus pourraient être responsables d'épidémies émergentes : les flavivirus et les coronavirus. L'argent lui sera refusé.

La mise en compétition venant directement du monde des entreprises fait de la recherche biomédicale un marché. Appliquée au domaine public, elle fragilise la recherche et le système de santé tout entier. Dès lors, la force publique ne peut plus suppléer aux carences et répondre aux besoins des populations tels que l'OMS les liste, surtout quand la collusion avec les intérêts privés est la règle.

Le développement des vaccins contre le Covid-19 illustre parfaitement les effets délétères de la concurrence et du profit dans la recherche biomédicale. Depuis 2020, les contrats passés entre la Commission européenne et les firmes ne sont pas rendus publics : seule une poignée de parlementaires européens a pu y avoir accès, pendant une très courte durée, sans pouvoir photographier les dizaines de pages[25]. Même si l'opacité empêche de chiffrer précisément le montant des investissements publics, ceux-ci sont massifs. À partir de 2020, les milliards publics donnés en aides directes pour la recherche et développement (R&D), le système de précommandes de doses qui garantit une trésorerie aux industriels se sont ajoutés au financement de la recherche fondamentale publique dont les résultats ont servi aux firmes Moderna et Pfizer, qui s'élève à 17,2 milliards de dollars en vingt ans pour les seuls États-Unis[26]. Les chiffres européens dans ce dernier domaine ne sont pas connus.

Depuis 2019, sur la centaine de candidats vaccins contre le Covid-19 à l'étude, seule une poignée a été homologuée par l'Agence européenne du médicament (EMA). En septembre 2021, Sanofi abandonne le développement de son vaccin à ARNm en plein essai de phase 2, non parce que le produit aurait été inefficace ou dangereux, mais parce que son retard lui a fait perdre tout intérêt aux yeux des dirigeants[27]. La firme se désengage des volontaires mobilisés avec une apparente facilité et conserve les financements publics perçus sans plus de justifications. Loin de connaître des difficultés financières, la multinationale avait annoncé au printemps 2020, en pleine vague du Covid-19, répartir entre ses actionnaires le montant record de 4 milliards de dollars de dividendes.

La recherche de vaccins contre le virus du Covid-19 a été décrite comme une « course », qu'aurait perdue Sanofi et qu'auraient gagnée Pfizer/BioNTech et Moderna en annonçant les premiers des résultats prometteurs en novembre 2020. Mais pour gagner cette compétition, les participants, massivement aidés par l'argent et les infrastructures publiques, n'ont pas collaboré, perdant ainsi du temps et des ressources. Ils ont visé ensemble la même cible, la protéine spike, qui était la plus à même de conduire rapidement à des vaccins, au risque de négliger d'autres pistes complémentaires et de mettre tous les œufs dans le même panier[28].

Dans cette mise en concurrence, les laboratoires pharmaceutiques prônent l'opacité comme *la* condition de leur réussite, une réussite commerciale qui se fait au détriment de la recherche elle-même, au détriment de l'intérêt public et qui se finance largement avec de l'argent public. En plus de freiner la recherche, ce manque de coopération joue avec les vies humaines. Le développement de produits complémentaires ou la combinaison de médicaments sont suspendus à la publication et au partage des recherches.

Les échecs de recherches menées ne sont pas publiés, même lorsque celles-ci ont mobilisé des volontaires[29]. Cette confidentialité a deux effets négatifs et contre-productifs. D'une part, elle expose de nouvelles personnes aux risques liés à des essais cliniques éventuellement similaires. Ne disposant pas des résultats, les laboratoires concurrents doivent mener leurs propres essais et potentiellement se confronter aux mêmes échecs. D'autre part, cette pratique mobilise des volontaires qui auraient pu être mis à contribution pour d'autres recherches.

Le secret des affaires est une autre forme d'opacité qui a été renforcée par une directive européenne de juin 2016. Elle est retranscrite en France en 2018 par une loi dont un des critères justifiant le secret est notamment que l'information à dissimuler revête « une valeur commerciale, effective ou potentielle, du fait de son caractère secret protégé[30] ».

On retrouve ce principe opaque dans ce qu'on appelle « l'exclusivité des données cliniques », qui conditionne l'accès aux génériques. En théorie, un producteur de ces traitements bioéquivalents, moins chers, n'a pas besoin de conduire des essais cliniques pour faire valider son produit. Il épargne ainsi ces études à des volontaires, économise des coûts liés à la recherche et peut espérer une mise sur le marché au moment de l'expiration du brevet. Il doit en revanche produire des études de bioéquivalence, c'est-à-dire montrer que son produit a la même activité thérapeutique que le princeps. Cette étape est indispensable et sous-entend un accès aux résultats des essais cliniques du premier médicament. C'est particulièrement complexe dans le cas des biomédicaments, comme certains médicaments contre des cancers, les anticorps monoclonaux, etc. Or, dans le droit européen, il faut attendre jusqu'à huit ans pour que les données issues des essais cliniques du producteur de princeps soient accessibles. Le génériqueur doit soit attendre, soit conduire ses propres essais, pour comparer son produit, ce qui peut prendre plusieurs années. Cette logique s'inscrit en porte-à-faux avec la raison d'être des génériques, qui est de permettre un accès plus large à des produits de santé. Cela s'oppose par ailleurs au principe éthique en matière de recherche biomédicale, qui consiste à limiter le recours aux essais cliniques lorsque des *gold-standards* existent.

Au sein de ce système de R&D concurrentiel et opaque, le brevet est un outil central. Ce titre de propriété intellectuelle délivré par un État relève du droit territorial. Au cours du XIXe siècle, au moment de l'apparition de la chimie de synthèse, les brevets sur des produits pharmaceutiques se sont multipliés. Une fois le brevet délivré, le détenteur de droits dispose d'un monopole d'exploitation pendant une durée minimale d'aujourd'hui vingt ans. Ce monopole est censé récompenser la prise de risque et les investissements fournis. Pendant cette durée, la production de génériques n'est pas possible sans l'accord du titulaire de droits. Historiquement, la délivrance d'un brevet résulte d'une idée de contrat social entre l'État et l'inventeur : l'octroi d'un monopole en échange de la divulgation de l'invention dans des termes clairs afin d'en faire bénéficier la société et la recherche. L'accord essentiel pour comprendre les enjeux actuels est celui sur les aspects des droits de propriété intellectuelle qui touchent au commerce (ADPIC), texte de 1994 et fondateur de l'Organisation mondiale du commerce (OMC), qui réunit 164 pays membres. Cet accord entend harmoniser la mise en œuvre de la propriété intellectuelle à travers le monde. Il impose différentes obligations à ses membres, comme de définir l'objet et les conditions de la brevetabilité, ou encore les exceptions à celles-ci. L'objet de la brevetabilité est essentiel car il détermine ce qui peut être breveté. Plus celui-ci est large, plus le risque d'avoir des objets brevetables présentant un faible caractère innovateur est fort. On parle alors de brevets de « mauvaise qualité ».

Pour être effectif, l'ADPIC doit être transposé dans chaque loi nationale. Ainsi, les luttes menées au cours des années 2000 dans les pays à faible et moyen revenu ont-elles veillé à ce que les lois nationales sur les brevets intègrent, en plus des obligations liées à l'accord, comme la couverture par le brevet, des « flexibilités » et des garde-fous, permettant d'y intégrer les enjeux de santé publique. Par exemple, les lois indienne, argentine, brésilienne et égyptienne ont intégré de nombreuses dispositions leur permettant de ne délivrer des brevets que pour de réelles innovations. Sont exclus de la brevetabilité les simples analogues, ou certaines demandes de brevets « secondaires », portant sur une nouvelle indication thérapeutique, ou sur une combinaison. Ces lois visent entre autres à combattre une pratique de plus en plus courante : l'*evergreening*.

L'*evergreening* consiste pour les firmes à obtenir des brevets sur de légères modifications de formes préexistantes de médicaments, qui sont acceptées dans des États où la loi est moins rigoureuse. En agissant ainsi, elles obtiennent artificiellement la prolongation de leur monopole d'en moyenne sept ans[31]. Cette pratique diffère l'arrivée de génériques et participe ouvertement à la confusion autour de l'innovation en santé et de ses objectifs. De plus, l'*evergreening* a tendance à orienter les stratégies et le calendrier de la recherche, car elle incite les firmes à étaler les demandes de brevets dans le temps, parfois à retarder la mise sur le marché de médicaments dosés différemment ou une combinaison plus intéressante déjà à leur disposition, dans le but de prolonger le plus longtemps possible l'exclusivité du marché.

La propriété intellectuelle, dont l'impact sur les prix des médicaments est souvent connu du grand public, a aussi des conséquences sur les priorités de recherche, d'innovation et les choix stratégiques opérés par les firmes.

À titre d'exemple, à partir de 2014, la multinationale Sanofi a déposé à travers le monde des dizaines de demandes de brevets sur la combinaison de deux molécules contre la tuberculose, la rifapentine et l'isoniazide. Certaines ont été acceptées, par exemple en Afrique du Sud ou en Chine. Pourtant, ces deux molécules sont connues depuis 1952 et 1988. Leur combinaison revêt un intérêt majeur dans la prévention de la tuberculose et de la résistance aux antibiotiques. L'objectif est de combattre la tuberculose latente chez les personnes infectées et asymptomatiques pour éliminer à la source le réservoir qui alimente les cas de tuberculose active. L'usage préventif de cette combinaison a été démontré par des essais financés par la FDA américaine et Unitaid, une institution internationale financée par de l'argent public. Cela n'a pas dissuadé Sanofi de déposer des demandes de brevets, afin de s'assurer un monopole sur la production.

La combinaison de la rifapentine et de l'isoniazide répond à un recentrage de la stratégie de l'OMS contre la tuberculose résistante. Ainsi Sanofi, qui a arrêté pour de seules raisons financières la recherche sur les résistances aux antibiotiques, profite des défaillances des bureaux des brevets pour se réserver l'exclusivité sur des produits anciens qui assurent une réponse aux dégâts causés par ces mêmes résistances. Il aura fallu la mobilisation de la société civile dans certains pays comme en Inde pour émettre des oppositions à ces brevets. À la suite d'un rapport[32] mêlant analyse pharmacologique et juridique et d'une mobilisation de Treatment Action Group (TAG) et de l'OTMeds, Sanofi annonce retirer ses 110 brevets et demandes de brevets en cours d'examen portant sur la combinaison[33].

Il est donc erroné de réduire l'innovation aux brevets. D'une part, car le système de propriété intellectuelle présente une grande disparité dans ses applications d'un pays à l'autre, des pratiques parfois divergentes des lois ou des textes, des délimitations diverses de champs de la brevetabilité, et des flexibilités permettant le recours à des génériques qui sont variables. D'autre part, car un brevet est supposé rétribuer une prise de risque et des investissements, alors qu'ils ont bien souvent été assumés par le secteur public.

Le modèle de recherche dominant n'est donc pas à même de répondre aux besoins en santé de tous. Son inscription dans les logiques de profit et de brevetabilité, l'opacité et la compétition qui le déterminent, et par ailleurs les choix politiques qui sacrifient femmes et minorités notamment, ne permettent pas de définir les orientations nécessaires.

QUAND NOS MÉDICAMENTS VIENNENT À MANQUER

Les pénuries de médicaments en France sont en forte augmentation depuis le milieu des années 2000. En 2016, on compte 405 signalements auprès de l'Agence nationale de sécurité du médicament et des produits de santé (ANSM) ; 1 504 en 2019 et, en 2021, 2 446. Sont concernés les médicaments d'intérêt thérapeutique majeur (MITM), des traitements « pour lesquels une interruption est susceptible de mettre en jeu le pronostic vital des patients à court ou moyen terme, ou représente une perte de chance importante pour les patients au regard de la gravité ou du potentiel évolutif de la maladie[34] ».

Prenons le cas du BCG. Utilisé contre la tuberculose, il a été découvert comme vaccin en 1921. On sait donc le fabriquer depuis cent ans. Il sert aujourd'hui aussi dans le traitement du cancer de la vessie. Mais ces dernières années, il se trouve en rupture d'approvisionnement en France, obligeant les praticiens hospitaliers à en limiter la prescription aux personnes les plus malades. L'ANSM signale ainsi en février 2021 la remise en place de la sélection de bénéficiaires : « Compte tenu de nouvelles difficultés d'approvisionnement en BCG Medac pour le traitement des tumeurs de la vessie annoncées à partir de mars 2021, le laboratoire Medac remet en place un contingentement. Le contingentement repose sur une attribution nominative des stocks de BCG Medac à l'aide d'une échelle de points attribués selon des critères cliniques prédéfinis (score). […] Un contingentement plus strict n'est pas exclu en cas de disponibilité moindre de la spécialité dans les mois à venir[35]. » Ce « contingentement » revient concrètement à la sélection des personnes atteintes d'un cancer de la vessie pouvant bénéficier du traitement, en fonction de l'état d'avancement de celui-ci. Les personnes exclues voient leurs chances diminuer, de même que leur qualité de vie et leur santé mentale. En 2018, à propos des ruptures touchant des médicaments contre le cancer, 45 % des soignants constatent une détérioration de la survie cinq ans après le diagnostic de la maladie chez les malades du cancer dont la prise en charge a été affectée par des ruptures[36].

45 % DES SOIGNANTS CONSTATENT UNE DÉTÉRIORATION DE LA SURVIE CINQ ANS APRÈS LE DIAGNOSTIC DE LA MALADIE CHEZ LES MALADES DU CANCER DONT LA PRISE EN CHARGE A ÉTÉ AFFECTÉE PAR DES RUPTURES.

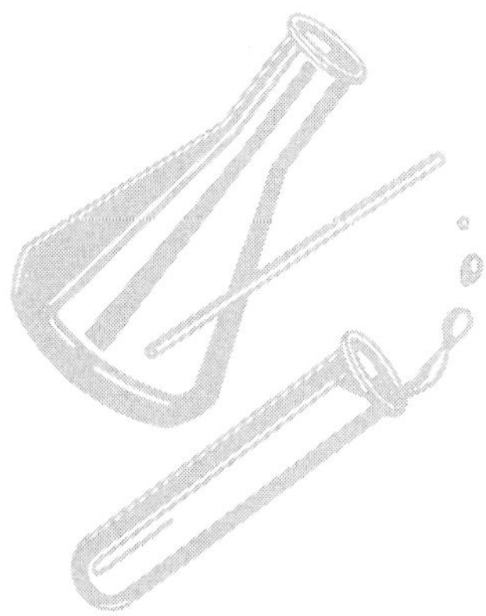

Il n'existe parfois pas d'alternative thérapeutique face à une pénurie. Et quand il en existe, il faut identifier les fournisseurs, attendre d'éventuelles homologations, prendre en compte le temps d'acheminement, informer les professionnels de santé, les patients, leurs associations, des changements liés à des posologies, à des formes, et à des restrictions dans la dispensation. Le phénomène des pénuries est devenu une préoccupation quotidienne à l'hôpital. En Europe, 35 % des soignants interrogés par une étude[37] indiquaient qu'elles affectaient l'activité des pharmacies hospitalières au moins une fois par jour et 38 % une fois par semaine. Les professionnels estimaient à 5 heures par semaine le temps de travail consacré à la gestion des ruptures[38].

Les pénuries ont des conséquences sur la santé publique. C'est particulièrement vrai pour les antibiotiques. Les recours fréquents à des alternatives, notamment à des antibiotiques à plus large spectre, augmentent le risque d'émergence de résistance et compromettent les efforts pour un usage raisonné de ces produits. De plus, les contingentements rendus nécessaires par les pénuries diminuent le nombre de bénéficiaires et favorisent la circulation des agents infectieux. De même, au plus fort des premières vagues du Covid, des tensions et ruptures

LES PROFESSIONNELS ESTIMAIENT À 5 HEURES PAR SEMAINE LE TEMPS DE TRAVAIL CONSACRÉ À LA GESTION DES RUPTURES À L'HÔPITAL.

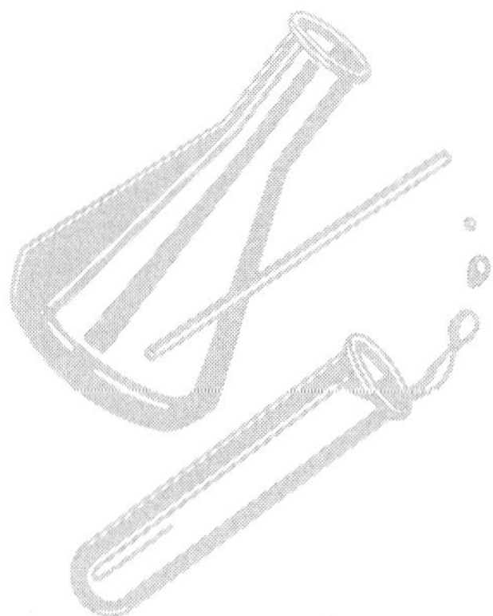

d'approvisionnement de réactifs nécessaires au test du papillomavirus humain (HPV) et d'autres infections sexuellement transmissibles (IST) ont été recensées. En effet, les producteurs de diagnostics, guidés par les logiques de marché, ont favorisé la production de kits pour le dépistage du Covid-19 au détriment de réactifs nécessaires à la production d'autres tests, comme ceux pour les IST[39].

La raison principale des pénuries de médicaments tient à la chaîne de production pharmaceutique. À l'échelle industrielle, cette dernière englobe deux grandes catégories, selon que le médicament est issu de la chimie ou s'il s'agit d'un bio-médicament. La production pharmaceutique se déploie en différentes phases, qui produisent à l'échelle industrielle des substances thérapeutiques actives, à des fins de traitement, prévention ou diagnostic, pour des personnes ou des animaux, tout comme des principes actifs, issus de la chimie de synthèse ou biologique, de plantes, de produits génétiques ou d'ingénierie. La première étape est celle de la production des principes pharmaceutiques qui varie en fonction des types de produits : la chimie de synthèse, la fermentation, l'extraction, la production biologique. Puis vient l'étape de la transformation de « vrac » pharmaceutique en différentes formulations, différentes posologies, différentes formes, avec l'ajout d'excipients. Le conditionnement et l'emballage terminent cette chaîne. Les différentes étapes peuvent être menées par les mêmes acteurs, ou sous-traitées à des façonniers.

Une étape cruciale et pourtant peu discutée de la production pharmaceutique est celle de la production de substance active, appelée en anglais *active pharmaceutical ingredient* (API) ou « vrac » pharmaceutique. Il s'agit d'une phase polluante, concentrée en Chine et en Inde. 80 % des principes actifs des médicaments que nous utilisons en Europe sont produits dans ces pays. Les multinationales elles-mêmes y sous-traitent leur production d'API, soit chez des producteurs tiers, soit dans leurs propres usines. Ainsi, il peut y avoir un seul producteur de principes actifs pour dix façonniers. L'opacité et le secret des affaires rendent difficile leur identification. Peu importe le nombre de fabricants ayant obtenu une autorisation de mise sur le marché (AMM) en France, la source d'approvisionnement étant souvent la même pour tous, la production n'est à l'évidence pas diversifiée. Face à une telle dépendance, le risque de pénurie est grand et aucune classe thérapeutique n'est épargnée par ces ruptures ou tensions[40]. Preuve que ce phénomène est globalisé, l'agence italienne du médicament en comptabilisait, en 2021, 2 644 en Italie[41].

Pour 37 % des pénuries effectives déclarées à l'ANSM en 2020, la cause rapportée est un problème d'approvisionnement en matière première ou en principes actifs[42]. Viennent ensuite des raisons industrielles, notamment des incidents de production, la hausse de la demande mondiale, une fluctuation imprévue du marché, un arrêt de la commercialisation – donc un choix conscient et qui aurait pu être anticipé par les firmes – ou encore un défaut de qualité du produit.

En 2012, 2016 et 2021, en France, des changements légaux ou réglementaires renforcent l'obligation de signalement et de réaction face à des menaces de pénuries. En 2019, les parlementaires votent une disposition imposant aux industriels une obligation de stocks de quatre mois. Quinze mois plus tard, le décret est enfin publié : le gouvernement réduit cette obligation à deux mois pour les médicaments essentiels, prétextant des difficultés de mise en œuvre. Ces mesures, qui impliquent la constitution de stocks, restent insuffisantes et aucune d'entre elles ne s'attaque aux causes structurelles.

Un argument est systématiquement avancé par les firmes pour demander davantage d'aides publiques : selon elles, les pénuries seraient liées à la baisse des prix induite par l'arrivée de médicaments génériques, après la tombée du brevet dans le domaine public au bout de vingt ans. Or, même sur des génériques, les marges réalisées restent significatives. Ainsi le marché du paracématol, médicament dans le domaine public, est estimé à 484 millions de dollars, et ce chiffre est amené à augmenter compte tenu de la progression annoncée de sa consommation mondiale.

Des crises comme celle du Covid-19 favorisent la survenue de ruptures. Au printemps 2020, les hôpitaux français et européens sont frappés par une vague de pénuries de médicaments essentiels, notamment ceux utilisés en soins intensifs, comme les curares. Ces ruptures et tensions résultent de l'explosion de la demande mondiale causée par la pandémie, et des mesures sanitaires prises, à savoir l'arrêt de l'activité industrielle en Chine et la fermeture des frontières aux exportations en Inde.

L'Agence régionale de santé (ARS) Île-de-France alerte à ce sujet le 26 mars 2020 dans un document interne. Est concerné, entre autres, le midazolam, un puissant hypnotique et sédatif utilisé dans les services de réanimation, de soins palliatifs et gériatriques et dans les EHPAD. La situation conduit certains hôpitaux à adapter leur protocole interne, et à le remplacer par les alternatives disponibles, des sous-standards dégradant la prise en charge des personnes et l'accompagnement de fin de vie. Au Royaume-Uni, le pharmacologue Andrew Hill, de l'université de Liverpool, alerte dès le 19 mars 2020 sur les possibles ruptures de stock en médicaments essentiels[43]. Le 26 mars, l'OTMeds interpelle le gouvernement sur ce point dans un courrier et lui propose d'identifier des producteurs alternatifs de ces médicaments. Huit producteurs de principes actifs du midazolam sont identifiés. En parallèle, d'autres médicaments essentiels, comme les antibiotiques azithromycine et amoxicilline, et également de curares, connaissent également de fortes tensions d'approvisionnement dans les hôpitaux français. L'OTMeds contacte un producteur majeur d'Afrique du Nord qui se dit prêt à exporter les antibiotiques immédiatement vers la France dans des quantités importantes. Toutes ces pistes sont soumises au gouvernement qui ne répond pas.

Le 30 mars, le Conseil d'État est saisi par référé pour demander la réquisition des moyens des industriels afin de produire les médicaments et le matériel essentiel manquant, par exemple de protection. Ce recours est déposé conjointement par des collectifs de soignants, des juristes, et l'OTMeds notamment. Le référé est rejeté le 2 avril, le

Conseil d'État estimant que l'exécutif a tout mis en œuvre pour pallier ces ruptures.

Le terrain dit pourtant autre chose. Le 31 mars, des responsables de neuf hôpitaux parisiens alertent. L'un des signataires, le président de la commission médicale d'établissement de l'AP-HP, Rémi Salomon, indique : « Je crains qu'il n'y ait pas beaucoup d'anticipation sur ces questions d'approvisionnement. Or c'est vital[44]. » Très mobilisée pour alerter sur les pénuries, la gastro-entérologue Anne Gervais rapporte que les services utilisent du clonazépam (Rivotril), qui oblige à une plus grande présence humaine alors que le personnel est débordé[45]. Le 2 avril 2020, un anesthésiste réanimateur à l'hôpital Pitié-Salpêtrière à Paris indique faire « les fonds de tiroir » et « utiliser d'anciennes molécules dont il restait encore un peu de stock, comme c'est le cas du gamma-OH, un produit d'anesthésie que tout le monde connaît sous le nom de GHB[46] ».

Le 3 avril, *Le Monde* révèle qu'un groupe d'experts de l'AP-HP s'est réuni pour établir un document intitulé : « Utilisation parcimonieuse des thérapeutiques en période de crise sanitaire[47] ». Le quotidien indique ainsi : « Le document de l'AP-HP tente d'apporter une aide concrète au désarroi des médecins menacés de manquer de leurs outils de base. “Quelques astuces”, comme le formule un vade-mecum élaboré par l’hôpital Bichat inclus dans le texte. “La molécule prescrite est-elle indispensable ? Est-il possible de diminuer sa posologie ou de l’arrêter ?” – telles sont les questions que les médecins sont encouragés à se poser “pluri-quotidiennement”. Plus loin, on les incite à “envisager les modes de ventilation alternatifs […] pour éventuellement ne pas recourir ou réemployer des curares et/ou sédation-analgésie”. Un paragraphe portant sur la “limitation du ‘gâchis’” parle d’éviter à tout prix le renouvellement programmé d’une seringue si elle n’est pas totalement finie” et de “ne pas changer les tubulures” mais seulement la seringue pour gagner “environ” 2 millilitres. »

Les préconisations de l’OTMeds en faveur de réquisitions lui valent d’être publiquement interpellé par l’association du lobby des firmes pharmaceutiques, le Leem, dans un communiqué en avril 2020 : « Carton rouge à l’Observatoire de la transparence dans les politiques du médicament. […] Concernant la réquisition ou la nationalisation de l’outil de production de médicaments, le Leem rappelle une nouvelle fois qu’il ne s’agit pas simplement d’un coût mais de faisabilité technique. Il est, dans la majorité des cas, impossible de réquisitionner un atelier qui fabrique le produit A pour fabriquer à la place le produit B. » Or, les objections techniques du Leem à une reprise en main rapide des pouvoirs publics sur la production sont fallacieuses, car si la production de vrac pharmaceutique nécessite une réelle planification, l'étape de façonnage peut, quant à elle, être réalisée dans des délais plus courts. Certains sites de production situés en France ont récemment fermé, comme celui de Sanofi à Romainville en décembre 2013, ou sont sous-utilisés, comme alors celui de Sanofi à Vitry-sur-Seine, et auraient pu techniquement être réquisitionnés pour la réalisation de cette étape. Mais le gouvernement a refusé de le faire[48].

Pour seule réponse à cette situation, le 18 juin 2020, le gouvernement fait appel à un cabinet privé onéreux, Citwell[49], afin de l'aider sur les questions d'approvisionnement. L'entreprise, qui avait déjà été recrutée pour faire face aux pénuries de masques et de matériel de protection, se présente comme experte de la chaîne d'approvisionnement et met en avant ses liens avec Sanofi. Dans l'article 37 de son projet de loi de financement de la Sécurité sociale pour 2022, déposé en septembre 2021, le gouvernement reconnaît que « lors de la crise, les établissements publics se sont mobilisés avec des sous-traitants privés pour produire en urgence des médicaments critiques (cisatracurium, atracurium) [des curares] en appui des actions engagées par ailleurs ».

On le voit avec ces quelques exemples, la crise du printemps 2020 a permis de mesurer l'ampleur de notre dépendance envers les industriels, qui empêche anticipation, réactivité et place les multinationales dans une situation de toute-puissance. Cette situation pousse les gouvernements à demander conseil aux industriels ou à des cabinets privés, et à tourner le dos aux experts de la société civile. Par exemple, des firmes produisant sur le territoire français ont pu, pendant la crise sanitaire, exporter des médicaments à des pays acceptant de payer des prix plus élevés, comme les États-Unis, malgré les besoins au niveau national. L'organisation du marché autour de l'offre et de la demande oblige les pouvoirs publics à se plier aux seules solutions proposées par ces industriels et des cabinets d'audit engagés dans des liens d'intérêt. Les mesures efficaces ne peuvent dès lors être pensées et prises.

La responsabilité des firmes dans les ruptures de traitements va plus loin. « Je vais résumer la situation : Melton Pharm a décidé d'orchestrer une pénurie de médicaments afin de faire parler de sa nouvelle molécule », déclarait une

ON LE VOIT AVEC CES QUELQUES EXEMPLES, LA CRISE DU PRINTEMPS 2020 A PERMIS DE MESURER L'AMPLEUR DE NOTRE DÉPENDANCE ENVERS LES INDUSTRIELS, QUI EMPÊCHE ANTICIPATION, RÉACTIVITÉ ET PLACE LES MULTINATIONALES DANS UNE SITUATION DE TOUTE-PUISSANCE.

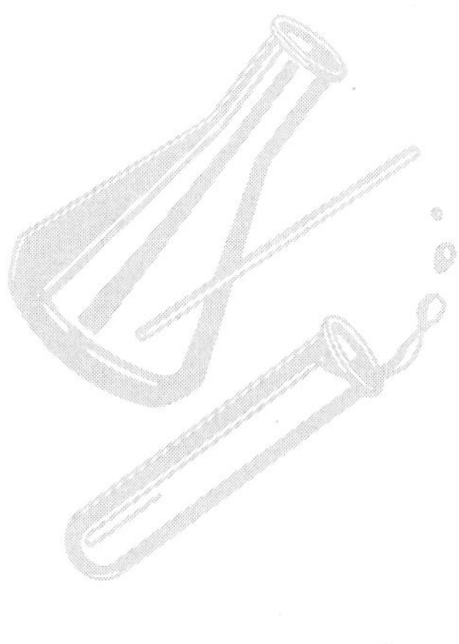

activiste d'Act Up-Paris, interprétée par Adèle Haenel, dans le film *120 battements par minute* de Robin Campillo en 2017. La fiction, scénarisée, réalisée et produite par d'anciens militants de l'association à une époque où elle a notamment dû se battre contre le tirage au sort organisé par le laboratoire Abbott pour fournir des traitements vitaux contre le sida en 1996, décrit ici parfaitement la situation bien réelle face à laquelle sont mis des malades. Ce type de pénuries est directement lié au rapport de force entre les autorités sanitaires et les firmes pharmaceutiques dans les négociations sur les prix. Si l'État juge excessif le prix demandé au point qu'il mette en péril l'équilibre de l'Assurance maladie, la firme peut jouer de sa position de force dans les négociations. Pour de nombreux biens de consommation, le prix ne revêt pas un enjeu vital. Il est dans ce cas possible de mettre fin aux négociations et de s'adresser à un autre vendeur. Mais pour les médicaments, ce n'est pas le cas, et c'est tout le risque de laisser reposer le rapport de force entre les mains des firmes pharmaceutiques.

Le modèle de l'offre et de la demande sur lequel est construit le système actuel du médicament obéit aux mêmes règles que dans d'autres domaines : le fabricant peut vendre à un autre acheteur, par exemple un pays, qui a accepté un prix plus élevé ou encore créer artificiellement de la rareté pour faire augmenter les prix. C'est le cas par exemple de l'entreprise Vertex France qui a suspendu au début de 2018 des essais cliniques sur une trithérapie ciblant la protéine en cause dans la mucoviscidose, et représentant une révolution pour les malades. Le directeur de la firme est alors très clair : « Le laboratoire ne veut pas mener, en France, des essais sur un produit qu'il ne pourra peut-être jamais y commercialiser. » Priver les malades de ce traitement, développé avec les contributions associatives, accroît ainsi la pression sur les pouvoirs publics, qui souhaitent diviser par 8 le prix qu'exige Vertex[50].

Les firmes utilisent donc la détresse des malades et le travail des associations comme armes de négociation. Elles placent les autorités sanitaires face à un dilemme : condamner des personnes faute de soins, ou condamner le système de santé, et indirectement également ses usagers, peu à peu privés de soins faute de moyens. Certaines firmes préfèrent ainsi priver des patients de soins, et ne pas fournir du tout le médicament, plutôt que de revoir leurs prix à la baisse.

UNE EXPLOSION DES PRIX PEU DÉBATTUE

Depuis deux décennies, une très forte augmentation du prix des médicaments s'observe dans l'ensemble des pays occidentaux. En juin 2000, en France, des traitements contre le VIH/sida sont commercialisés pour près de 10 000 euros par personne et par an. En 2001, le mésilate d'imatinib (Glivec), un anticancéreux, est vendu lui, au prix de 27 000 euros par an. En 2014, des antiviraux à action directe utilisés contre l'hépatite C avoisinent les 56 000 euros pour trois mois de traitement. Seules les personnes les plus malades sont éligibles à ces nouveaux traitements. Les personnes en stade fibrose moins avancé doivent attendre de voir l'état de leur foie se détériorer pour y avoir accès. Pour l'une des premières fois depuis la création de l'Assurance maladie, le principe d'universalité de l'accès aux soins est remis en question.

Les années suivantes, des traitements chimeric antigen receptor (CAR-T), utilisés notamment contre certains cancers, arrivent sur le marché pour 200 000 euros. En 2018, Vertex France exige près de 150 000 euros par an pour une combinaison de correcteurs et potentiateurs de la protéine CFTR défectueuse et responsable de mucoviscidose. En 2019 arrive un nouveau traitement, le Zolgensma, dont le prix atteint, lui, les 2 millions d'euros l'injection. À l'automne 2019, les autorités belges annoncent ne pas pouvoir prendre en charge ce traitement compte tenu de son prix. Les parents d'un nourrisson lancent alors une cagnotte pour soigner leur bébé. L'émotion qui en résulte pousse Novartis AG, qui détient l'exclusivité de la commercialisation, à lancer un tirage au sort pour en désigner quelques bénéficiaires[51].

Cette dynamique est particulièrement visible aux États-Unis, où le système d'assurances privées transforme le prix de certains traitements, même courants et anciens comme l'insuline, en véritable crise sanitaire. Pourtant, c'est en 1921 que l'insuline est isolée par Frederick Banting et Charles Best à l'université de Toronto, qui en font cadeau à l'humanité pour un dollar symbolique. Ils souhaitaient que leur découverte profite à tous ceux qui en ont besoin. Un siècle plus tard, le diabète tue plus de 100 000 personnes par an aux États-Unis où le prix de l'insuline est très élevé. Selon Initiative for Medicines

Access Knowledge (I-MAK), le prix de la Lantus (insuline glargine avec stylo injectable commercialisée par Sanofi) a augmenté de 18 % par an entre 2012 et 2016. Par solidarité avec les malades américains et des pays à faible revenu, mais aussi pour dénoncer les dépenses indues en France, le collectif Diabète et Méchant, le musicien Bertrand Burgalat, ainsi que l'ONG Santé Diabète se mobilisent pour dénoncer les prix et la fracture entre l'accès dans les pays du Nord et les pays du Sud. Ils parviennent ainsi à rendre visible un problème dont le grand public a encore peu conscience en France alors même qu'il affecte aussi l'Assurance maladie.

L'un des véritables points de bascule dans l'augmentation du prix des nouveaux médicaments se situe en 2013. La firme pharmaceutique Gilead Sciences instrumentalise les revendications des associations de malades de l'hépatite C, qui attendent enfin la mise sur le marché d'un traitement à même de soigner leur infection, le sofosbuvir (Sovaldi). La firme avait racheté en 2011 pour 11,2 milliards de dollars Pharmasset, la biotech qui développait ce traitement et l'annonçait comme un blockbuster. Avant même d'avoir vendu un seul comprimé, Gilead Sciences rentabilise son investissement par la seule augmentation de son action en Bourse. Rapidement, le prix fixé aux États-Unis sert de référence et de base de négociations pour les entreprises avec d'autres États, notamment en Europe de l'Ouest. C'est le principe du *benchmarking*. Le 20 mars 2014, la firme annonce son prix de commercialisation outre-Atlantique : 84 000 dollars pour trois mois de traitement. Un prix qui rend le traitement inaccessible à de nombreuses personnes. En 2019, l'OMS recense 290 000 morts de l'hépatite C.

Le prix imposé par Gilead Sciences indigne d'autant plus qu'au même moment, en Égypte et en Inde, est commercialisé un générique du sofosbuvir pour 900 dollars. Les études réalisées estiment son coût de production pour moins de 300 dollars par personne pour trois mois. Le pharmacologue Andrew Hill qui réalise cette étude utilise un modèle éprouvé. À l'aide d'un logiciel, son équipe de chercheurs identifie les transactions d'API au niveau mondial. Elle multiplie le prix d'achat ou de vente au kilo par la quantité d'API nécessaire pour fabriquer chaque molécule. Puis elle ajoute le coût de l'excipient par médicament et celui lié à l'utilisation des infrastructures de fabrication. Cela donne une évaluation précise du coût de production, auquel sont ajoutées une marge et une taxe d'imposition. Ce type d'étude permet ainsi de confronter le prix exigé par les industriels avec la réalité du coût de production et montre l'absence de corrélation entre les coûts de production, les prix de vente et le statut socio-économique du pays acheteur. Exiger une transparence permettrait au pouvoir politique d'intervenir sur le prix des soins et d'en assurer l'accès à la population.

Jusqu'à l'arrivée du sofosbuvir sur le marché à la fin de 2013, les standards de traitements contre l'hépatite C présentent des toxicités et effets indésirables très élevés, et un succès thérapeutique variable, si bien que les années précédant l'arrivée de la génération d'antiviraux à actions directes, et notamment du sofosbuvir, les listes d'attente se multiplient à travers le monde, les malades préférant attendre les nouveaux traitements. En Égypte, où 10 % de la population générale, environ 10 millions de personnes, sont touchés par l'hépatite C, le gouvernement a développé un programme de diagnostics et de production de génériques à travers la firme Pharco, permettant le traitement entre 2016 et 2017 d'1,5 million d'Égyptiens, avec un taux de guérison de 90 %. Le pays décide alors d'organiser un programme, Tour n'cure, mêlant tourisme et thérapeutique. Pour quelques milliers d'euros, des malades sont invités à se rendre en Égypte pour trois mois, visiter le pays et soigner leur hépatite C grâce au générique égyptien.

Les footballeurs Lionel Messi et Daniel Alves apparaissent même dans des vidéos de promotion officielle du programme égyptien, notamment dans un spot montrant une Européenne en attente de traitement et l'invitant en Égypte[52]. La production d'un générique est possible dans ce pays, car le bureau des brevets égyptien (EGPO) a considéré la demande de monopole de Gilead comme ne remplissant pas les critères de brevetabilité, et notamment l'étape inventive.

Même dans les pays où des brevets ont été octroyés, comme en France, il existe des moyens de recourir légalement aux génériques dans ce type de situation, pour garantir l'accès des personnes aux soins et protéger les systèmes de santé. L'accord de l'OMC sur la propriété intellectuelle a certes octroyé une période de vingt ans de monopoles sur les produits pharmaceutiques, mais il a laissé une latitude aux pays, à travers l'inclusion de flexibilités, comme celle permettant de « lever » temporairement l'effet d'un brevet par la licence obligatoire ou licence d'office. Cette disposition est le fruit d'un compromis obtenu, au terme des négociations sur l'ADPIC, par les pays en développement, pour rééquilibrer les obligations induites par la portée de l'accord. La licence obligatoire est souvent présentée comme radicale. Pourtant au cours du XIXe et du XXe siècle, elle existait déjà et était perçue comme une mesure en faveur du titulaire car elle lui évitait d'être purement et simplement déchu de ses droits par l'État en cas de prix trop élevé[53]. Pourtant, en France, la ministre française de la Santé, Marisol Touraine, a semblé ignorer l'histoire lorsqu'elle a indiqué à l'automne 2014 devant l'Assemblée nationale qu'elle ne souhaitait pas avoir recours à la licence d'office. Selon elle, cela « nous conduirait sans doute à un rapport de force difficile avec le laboratoire, à un contentieux juridique qui serait susceptible de mettre en risque l'approvisionnement de notre pays ».

La France accepte ainsi le prix demandé par Gilead Sciences, 41 000 euros, et refuse le rapport de force avec la firme, alors que le laboratoire algérien Beker Laboratories propose d'exporter vers la France[54] un générique. Ainsi, la ministre de la Santé de la sixième puissance économique mondiale abdique-t-elle face à l'entreprise américaine. Pourtant, elle connaît toutes les conséquences : en mars 2014, l'ONG Médecins du monde avait calculé que la prise en charge des traitements contre l'hépatite C en France pour toutes les personnes en ayant un besoin urgent équivaudrait au budget entier annuel de l'AP-HP

(8 milliards d'euros). En 2015, l'Assurance maladie française dépense 2 milliards d'euros pour ce seul médicament.

Gilead Sciences justifie principalement son prix par l'économie que réaliserait le système de santé, en prenant comme comparatif le coût des hospitalisations et d'une greffe du foie. Ce raisonnement se fonde sur la notion de service médical rendu, que le régulateur public adosse à une évaluation de l'impact économique du traitement. Récompenser une découverte qui permet des économies substantielles est entendable. Mais pourquoi l'économie ne devrait-elle profiter qu'aux industriels ?

Les États ont-ils peu à peu abandonné leur mission ? Cessent-ils de se confronter aux multinationales pharmaceutiques, leur cédant jour après jour plus de terrain ? En France, le Comité économique des produits de santé (CEPS) est l'autorité chargée de la fixation du prix des médicaments et de la négociation avec les firmes. L'industriel présente une demande dans laquelle il justifie le prix auquel il prétend. C'est donc la firme, favorisée par le principe de référencement international, et en position de force grâce à ses brevets et son monopole, qui fixe le point de départ de la négociation. Celle-ci doit tenir compte du service médical rendu et de l'évaluation économique de la

Haute Autorité de santé (HAS). L'articulation complexe entre les deux administrations, l'opacité qui entoure le processus, souvent justifiée au nom du secret des affaires, empêchent de savoir jusqu'à quel point le régulateur public a accès aux informations nécessaires à sa prise de décision et en tient compte, tant d'un point de vue sanitaire qu'économique.

En France, les autorités sanitaires ne considèrent le coût de production que pour avaliser une hausse des prix en cas d'augmentation du coût des principes actifs. Jamais une baisse. Est-ce normal ? Et pourquoi l'évaluation économique positive d'un produit se traduit-elle par un prix élevé favorable à la firme, au lieu d'être prioritairement répercutée sur les dépenses publiques de santé ? Les négociateurs ont-ils accès aux données complètes sur les investissements réels des firmes et les aides publiques reçues, données sans lesquelles un prix ne peut être fixé de façon juste et rationnelle ? Et si oui, dans quelle mesure en tiennent-ils compte ? La part importante des financements publics ou caritatifs dans la recherche et le développement ne remet-elle pas en cause la légitimité du monopole du brevet, sur lequel s'appuient les firmes pour fixer leurs prix, alors qu'il est censé récompenser prise de risques et investissements ? Comment s'assurer que les fonds publics ne paient pas plusieurs fois le même traitement, pour les différentes étapes de la recherche, puis son remboursement ?

Le cadre dans lequel fonctionne le CEPS semble peu propice à une fixation pertinente des prix. La Cour des comptes pointe le manque de moyens humains pour instruire les dossiers et le manque de contre-expertise des données fournies par l'industrie pharmaceutique, dont l'administration est dès lors dépendante[55]. En novembre 2016, le CEPS autorise la vente de la vortioxétine (Brintellix), un antidépresseur, à un prix de traitement journalier 2,6 fois plus cher que les standards déjà disponibles, alors que le service médical rendu ne justifie pas ce différentiel. Selon la Cour des comptes, dans son rapport sur les comptes de la Sécurité sociale de 2017, « ont pesé dans la décision publique des considérations industrielles, notamment le maintien en activité d'un site français employant 200 salariés ». Est-ce le rôle de l'Assurance maladie ?

Mais même sans cette disposition, dans le cas des produits de santé, qui ne sont pas des produits comme les autres, cette négociation est dès le départ un jeu de dupes. Il n'est pas possible pour un État de se retirer d'une négociation. Si l'État juge excessif le prix demandé au point qu'il met en péril l'équilibre de l'Assurance maladie, la firme peut jouer de sa position de force dans les négociations. Difficile quand il s'agit de santé publique de mettre fin aux discussions. Et même lorsque la concurrence des génériques existe, le rapport de forces est tel que les pouvoirs publics refusent de braver l'industrie.

La menace sur notre système de santé est réelle, même si les données globales disponibles ne permettent pas de mesurer précisément cet impact. Certes, les mesures prises pour faire baisser les prix d'autres médicaments compensent au long des années 2010 cette progression et, certaines années, lui sont supérieures[56]. Mais plusieurs indices sont alarmants. Dans les hôpitaux, les médicaments innovants ou présentés comme tels, très onéreux, font l'objet d'une procédure dérogatoire de remboursement. Le montant de cette prise en charge a augmenté de 22 % pour atteindre 5,4 milliards d'euros entre 2013 et 2018. Cette progression est largement supérieure à l'évolution des dépenses hospitalières globales, qui ont augmenté de 9 % sur la même période[57].

Le Conseil consultatif national d'éthique (CCNE) alerte en novembre 2020 : « Les prix exorbitants de ces thérapies innovantes (jusqu'à deux millions d'euros par patient) posent clairement la question de leur accès pour tous les patients qui pourraient en avoir besoin [et] pourraient compromettre l'équilibre financier du système de santé solidaire comme celui qui prévaut en France et conduire à faire des choix et à restreindre l'accès aux soins pour d'autres patients[58]. » Dès lors, comment comprendre que l'explosion des prix des médicaments soit si peu débattue, alors que depuis plus de vingt ans, la maîtrise des dépenses détermine, dans tous les secteurs, les politiques publiques ?

Les conséquences de ces coupes budgétaires sur la prise en charge n'ont cessé d'être dénoncées par les soignants[59] et les usagers, qui s'inquiètent, ensemble, de l'augmentation des pertes de chance, de la qualité et même de la sécurité des patients. L'augmentation de l'activité à l'hôpital depuis vingt ans n'a pas été compensée par une augmentation du personnel, et des dizaines de milliers de lits hospitaliers ont été supprimés.

Cette austérité se traduit aussi par un transfert des dépenses vers les ménages. En janvier 2022, le gouvernement français met en place un « forfait patient urgences » à charge des personnes ou de leur mutuelle, si elles en disposent, au risque d'une augmentation des cotisations. Dans le domaine du médicament, les réformes instaurées telles que le forfait à 1 euro (2005) ou les franchises médicales (2008) payables à chaque consultation ou sur chaque boîte de médicaments, pénalisent les personnes les plus malades. Les diverses réformes de l'Aide médicale d'État (AME), la couverture maladie des personnes sans-papiers participent aussi à la même logique. Ces mesures ont pour effet de décourager une prise en charge précoce. On attend alors d'être lourdement malade pour consulter. Ce retard complique la prise en charge, augmente son coût et les pertes de chance du patient. Le retard de diagnostic d'une maladie transmissible entraîne par ailleurs des contaminations qui auraient pu être évitées par des diagnostics précoces et induit là encore des dépenses supplémentaires.

Autre exemple, au début de la crise du Covid-19, afin de réduire l'afflux de malades vers les hôpitaux, des mesures impactant lourdement l'économie, telles que le confinement et la fermeture d'établissements de loisirs, ont été prises. Dès lors, les restrictions de la capacité d'accueil hospitalier, justifiées au nom de la maîtrise des dépenses, se traduisent forcément par des mesures sanitaires plus lourdes et plus longues, affectant d'autant l'économie. Parmi ces mesures, le tri des patients et le report de prise en charge de personnes avec d'autres pathologies ont entraîné des pertes de chances pour ces patients, décrites devant le Sénat par la neurologue et coordinatrice pour l'AP-HP de la démarche éthique Sophie Crozier[60]. Les dangers des politiques d'austérité étaient documentés avant le Covid-19, notamment dans des pays à faible revenu ou à revenu intermédiaire, ou encore dans des pays en crise comme la Grèce, qui ont dû se soumettre aux critères de la Commission européenne, du Fonds monétaire international (FMI) ou de la Banque mondiale pour obtenir des aides[61].

Comment comprendre que les responsables politiques et administratifs défendent des mesures dont on connaît les dangers pour la santé et qui aboutissent à l'inverse de ce qu'elles prétendent obtenir puisqu'elles entraînent plus de dépenses ? Toutes ces politiques semblent en réalité peu guidées par les intérêts publics et budgétaires des États. Elles ne peuvent que pousser à s'interroger sur les acteurs qui les préconisent, notamment les cabinets privés auxquels l'État fait de plus en plus appel. On peut douter que leur objectif premier soit l'intérêt général. Dans quelle mesure n'œuvrent-ils pas à bas bruit pour le renforcement des mutuelles et des mécanismes de complémentaires privées ? Par exemple en pointant des défaillances du système de santé publique, entretenues par l'austérité, pour faire bénéficier de ce marché gigantesque à des fonds d'investissements privés ?

DES SOLUTIONS EXISTENT

Le constat est rude : une financiarisation extrême de la R&D qui ne permet pas de répondre aux besoins, une dépossession des outils de production qui nous rend vulnérables aux pénuries, un mode de fixation des prix déséquilibré, qui entraîne une augmentation exponentielle et met en péril notre système de santé fondé sur la solidarité. Ce sont les trois composantes d'une dynamique qui continuera à s'aggraver si une rupture dans les politiques n'est pas mise en place. Mais rien de tout cela n'est irréversible. La France, les États européens et l'ensemble de la planète peuvent emprunter d'autres voies. Certains pays tentent déjà de mettre en place des solutions pour répondre aux besoins de santé de leur population.

C'est par exemple le cas de l'Inde et du Brésil, qui ont compris dès les années 1970 l'importance du développement de leur production pharmaceutique. Au Brésil, celle-ci a été mise en œuvre par des acteurs publics au cours des années 1980, et accélérée au milieu des années 1990, puis sous la présidence de Luiz Inácio Lula da Silva, au début des années 2000. L'État brésilien, qui avait adopté en 1996 une nouvelle Constitution garantissant le droit à la santé, souhaitait trouver des solutions pour garantir l'accès aux traitements, notamment contre le VIH/sida, pour sa population. Ainsi, des antirétroviraux comme la didanosine, qui étaient hors de prix pour le système de santé, ont commencé à être produits par le secteur public. L'objectif du Brésil était de réduire au maximum ses importations de médicaments, produits de santé et diagnostics. Une politique industrielle ambitieuse, qui fait du système brésilien le système de production pharmaceutique le plus développé au monde, a été mise en place par l'Institut Oswald-Cruz[62] et rendu opérationnelle par les laboratoires fédéraux Farmanguinhos, pour les médicaments issus de la chimie de synthèse, et Biomanguinhos, pour les vaccins, diagnostics et bio-médicaments.»

En parallèle, la société civile brésilienne a multiplié les actions systématiques de recours en nullité sur les brevets sur des médicaments essentiels, appelées « oppositions » aux demandes de brevets. L'accord de l'OMC permet dans

LE CONSTAT EST RUDE : UNE FINANCIARISATION EXTRÊME DE LA R&D QUI NE PERMET PAS DE RÉPONDRE AUX BESOINS, UNE DÉPOSSESSION DES OUTILS DE PRODUCTION QUI NOUS REND VULNÉRABLES AUX PÉNURIES, UN MODE DE FIXATION DES PRIX DÉSÉQUILIBRÉ, QUI ENTRAÎNE UNE AUGMENTATION EXPONENTIELLE ET MET EN PÉRIL NOTRE SYSTÈME DE SANTÉ FONDÉ SUR LA SOLIDARITÉ.

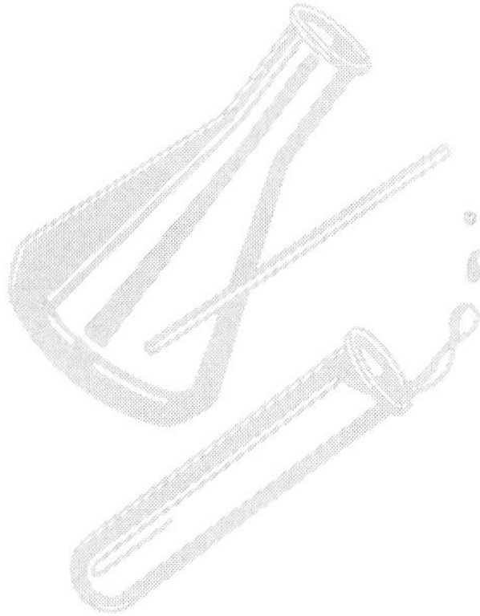

certains cas à un tiers de déposer un recours administratif pour contester le bien-fondé d'un brevet en cours d'examen, ou déjà délivré. Car de nombreux bureaux des brevets les délivrent sans examen de fond, comme par exemple le bureau régional de l'Organisation africaine de la propriété intellectuelle (OAPI), regroupant principalement des pays d'Afrique subsaharienne francophone ou encore le bureau des brevets du Nigeria, l'IPO. Par ailleurs, des études du chercheur Feroz Ali pour AccessIBSA ont montré que le bureau indien des brevets, l'INPI, commettait environ 60 % d'erreurs lors de l'examen de brevets[63], et ce malgré une loi sur la propriété intellectuelle particulièrement en faveur de la santé publique.

Au Brésil, ces oppositions ont souvent été couronnées de succès, comme dans le cas du ritonavir/lopinavir et du tenofovir utilisés contre le VIH/sida et le virus de l'hépatite B (VHB), puis du sofosbuvir. Ainsi, Marcela Vieira, l'avocate chargée du dossier pour l'association de lutte contre le sida Associação Brasileira Interdisciplinar de Aids (ABIA) et le Grupo de Trabalho sobre Propriedade Intelectual (GTPI), déclarait-elle au *New York Times* en 2015 : « au prix proposé initialement par Gilead, le gouvernement brésilien pouvait seulement traiter les personnes dont le foie était endommagé[64] ». L'opposition aux brevets, autorisant une arrivée des génériques, permettait d'élargir l'accès à toutes les personnes en ayant besoin. Ainsi, la production publique brésilienne a su s'adapter à l'usage des flexibilités permettant de lever les barrières de propriété intellectuelle, et impliquer gouvernement, activistes et universitaires.

Les oppositions aux brevets se sont multipliées dans le monde, notamment à travers le Lawyers Collective et le Delhi Network of People with HIV en Inde, la Fundacion GEP en Argentine, l'International Treatment Preparedness Coalition (ITPC) au Maroc et également l'Initiative for Medicines, Access & Knowledge (I-MAK) qui a étendu de façon systématique ses actions à différentes maladies. De nombreux brevets considérés comme de « mauvaise qualité » sont ainsi tombés, ouvrant la voie à la production de génériques et à la baisse de prix. Utiliser les flexibilités permises par les accords de l'OMC en ayant recours à des médicaments génériques, d'autres pays à faible et moyen revenu l'ont fait, comme l'Inde, la Thaïlande, la Malaisie, l'Égypte.

En parallèle des oppositions aux brevets, le recours aux licences obligatoires a suscité les foudres de l'industrie pharmaceutique et des pays du Nord qui défendent leurs intérêts. Par exemple, les États-Unis avaient exercé une pression sur le gouvernement thaïlandais en 2010 pour tenter de le dissuader d'avoir recours à un générique d'un médicament contre le VIH/sida breveté par le laboratoire Merck : l'éfavirenz. Les pays où ce type d'actions a été mené sont listés dans le rapport « Special 301 » publié régulièrement par le lobby américain de l'industrie pharmaceutique, qui les désigne ainsi comme ennemis[65]. Peu à peu, ces actions ont inspiré la société civile dans les pays du Nord. Ainsi en 2014, I-MAK déposait des oppositions aux brevets du sofosbuvir aux États-Unis et en Europe[66].

Malgré les pressions des industriels du médicament, le recours à ces dispositions reste possible. Et on doit pouvoir imaginer sortir de la brevetabilité les médicaments et produits pharmaceutiques, qui ne sont pas des biens de consommation comme les autres. Le délai accordé par l'OMC aux pays les moins avancés (PMA) jusqu'en 2033 pour délivrer des brevets sur les produits pharmaceutiques reste peu utilisé, mais il implique la reconnaissance par la communauté internationale des entraves à la production pharmaceutique que constitue la propriété intellectuelle. Et cela invite à poser la question de l'exclusion de la brevetabilité des produits pharmaceutiques partout dans le monde, y compris en France, ce qui permettrait d'extraire les médicaments des logiques de marchés. En décembre 2021, la commission Covid-19 de la revue *The Lancet* émettait un avis sans appel : « À présent, il est clair que l'ADPIC de l'OMC a échoué à répondre efficacement aux plus grandes crises de notre génération. Il est urgent de supprimer les médicaments et technologies essentiels de la santé du champ d'application de cet accord. »

Autre exemple, les responsables du gouvernement hollandais ont exploité une exception prévue par l'ADPIC permettant l'utilisation ou la fabrication de produits brevetés à des fins de recherche, ce qui a rendu possible la production de médicaments contre le cancer sous forme générique pour les patients de ces hôpitaux[67]. Cette décision fait suite à l'échec des négociations sur les prix avec la firme Novartis AG, détentrice des droits de propriété intellectuelle.

Ces leviers pourraient être utilisés ailleurs, en particulier en France. Ainsi, l'opposition parlementaire, notamment Caroline Fiat à l'Assemblée nationale et Laurence Cohen au Sénat, a déposé en 2020 deux propositions de loi visant à mettre en place un pôle public du médicament, dont l'objectif était de produire les traitements en rupture et ceux pour lesquels les industriels demanderaient un prix trop élevé, dans des unités de production publiques, mais également dans des pharmacies hospitalières. Ces propositions ont été réduites à néant par LREM et Les Républicains, reprenant les seuls arguments des industriels du médicament. Les actions du gouvernement d'Emmanuel Macron pendant la crise du Covid-19, en matière de relocalisation pharmaceutique, se sont limitées à des effets d'annonce, et des investissements du plan « France relance » vers des entités privées, s'éloignant de l'idée même d'une reprise en main d'une production nationale publique.

Certains responsables politiques et administratifs prennent la mesure du problème de l'opacité sur les marchés pharmaceutiques et des prix élevés des produits de santé. Ainsi, en 2019, l'Italie, aux côtés de quelques États du sud de l'Europe et pays à faible et moyen revenu, a porté politiquement un projet de résolution visant à « améliorer la transparence sur les marchés sur les médicaments, les vaccins et les autres produits de santé » à l'Assemblée mondiale de la santé de l'OMS en 2019[68]. Les interactions pendant les négociations ont montré de fortes divergences entre les pays à haut revenu, les pays du sud de l'Europe, et les pays à faible et moyen revenu.

Comme l'illustrent de nombreux exemples documentés tout au long de cet ouvrage, ce sont les chiffres, les montants, les données précises sur les sources de matière première, de prix, de brevets, et de contribution à la recherche et au développement qui permettent d'évaluer le bien-fondé des politiques publiques. Pourtant, ces informations sont rarement disponibles pour le public, rarement croisées et analysées. Les exemples mentionnés ici sont souvent issus de longues recherches, qui ne sont pas systématiquement faites par le régulateur public lors des négociations avec les industriels, pour différentes raisons, et notamment par manque de compétences, de pluralité des expertises, de temps ou de ressources dans les services étatiques. L'État doit alors faire face à des équations à plusieurs inconnues.

En mai 2019, la France, le Royaume-Uni, l'Allemagne et la Suisse, entre autres, ont ainsi tenté de bloquer les négociations de la résolution à l'OMS, face à la quasi-totalité des États membres. La médiatisation inédite du déroulé des négociations par la société civile a mis les délégations et leur gouvernement face à l'obligation d'assumer publiquement leur position, ce qui a fait basculer certains pays initialement opposés, telle la France. Les négociateurs allemands ont quitté les discussions, et les Britanniques ont tenté de vider le texte de toute sa substance. Malgré cela, la résolution a été adoptée et a marqué un tournant historique. Car bien que non contraignante, elle reconnaissait enfin le problème de l'opacité comme un frein majeur à l'accès aux médicaments et à la pérennité des systèmes de santé basés sur la solidarité comme en France. La résolution donnait aussi mandat au secrétariat de l'OMS de faire remonter des informations clés permettant d'évaluer les marchés pharmaceutiques, les contributions des États et des firmes aux différentes phases, ainsi que les prix. À la suite de l'adoption de cette résolution, l'Italie, qui avait porté le projet à l'OMS et présidé les négociations, à travers Luca Li Bassi, alors directeur de l'agence italienne du médicament (l'AIFA), a publié en juillet 2020 un décret dont l'objectif était de contraindre les industriels à dévoiler les chiffres justifiant le différentiel entre un prix demandé pour un nouveau médicament et celui de référence[69]. Comme le rappelle régulièrement Luca Li Bassi, les États sont les premiers contributeurs des firmes pharmaceutiques par leurs achats, ils ont donc un mot à dire, et une régulation à opérer.

En France, un amendement sur la transparence, proposé par l'OTMeds, a été adopté en 2019, puis en 2020, dans le cadre des débats sur le projet de loi de financement de la Sécurité sociale (PLFSS). Porté par la députée Caroline Fiat, qui a réussi à rallier la majorité parlementaire, l'amendement entendait mettre en partie en œuvre la résolution de l'OMS et demandait aux firmes de dévoiler les contributions publiques reçues au moment de la négociation du remboursement d'un médicament. Mais un sous-amendement est venu en affaiblir la portée, réduisant l'obligation de transparence des firmes à des données agrégées, et non aux aides précisément reçues pour un médicament spécifique. En août 2021, l'OMS qui était chargée d'évaluer la mise en œuvre de la résolution sur la transparence depuis 2019 publiait un rapport qui soulignait l'importance des actions menées en Italie et en France[70]. L'un des principaux arguments des firmes est que la transparence ne permettrait pas de prendre en considération les investissements opérés par les multinationales sur des candidats traitements qui n'aboutissent pas. Pourtant, le secteur public lui aussi absorbe nombre de ces risques. Pourquoi les risques pris par le secteur privé seraient-ils systématiquement valorisés et ceux pris par le public systématiquement occultés ?

* * *

Pour s'assurer de la mise en œuvre de la résolution sur la transparence, le rôle de l'OMS doit être renforcé, notamment en repensant son mode de financement. L'influence des lobbys sur cette organisation est facilitée par les financements privés qu'elle reçoit, mais aussi par les subventions, publiques ou privées, qui sont fléchées sur des maladies spécifiques. Ce mode de financement se répercute non seulement sur les politiques nationales, qui sont définies par les opportunités de financement, et non par les besoins sanitaires ; mais aussi sur les ressources attribuées à tel ou tel problème de santé au sein de l'OMS.

Les tensions et conflits géopolitiques posent par ailleurs la question de la place du multilatéralisme. S'il est souvent critiqué pour sa lenteur, sa lourdeur, et le pouvoir d'obstruction de certains blocs de pays, le multilatéralisme a aussi des vertus, car il permet à des débats de se dérouler dans un cadre international. Bien qu'imparfait, il doit être protégé, mais dans un cadre où l'on reconnaît que la santé doit prévaloir sur le commerce et la propriété intellectuelle. Ainsi, il est absurde que les discussions les plus fondamentales en cas de pandémie n'aient pas lieu à l'OMS, mais à l'OMC ou à l'Organisation mondiale de la propriété intellectuelle (OMPI). La santé doit être discutée dans l'arène qui lui est propre.

De la même manière, le système de recherche qui est aujourd'hui soumis, comme d'autres services publics, aux

IL EST ABSURDE QUE LES DISCUSSIONS LES PLUS FONDAMENTALES EN CAS DE PANDÉMIE N'AIENT PAS LIEU À L'OMS, MAIS À L'OMC OU À L'ORGANISATION MONDIALE DE LA PROPRIÉTÉ INTELLECTUELLE (OMPI).

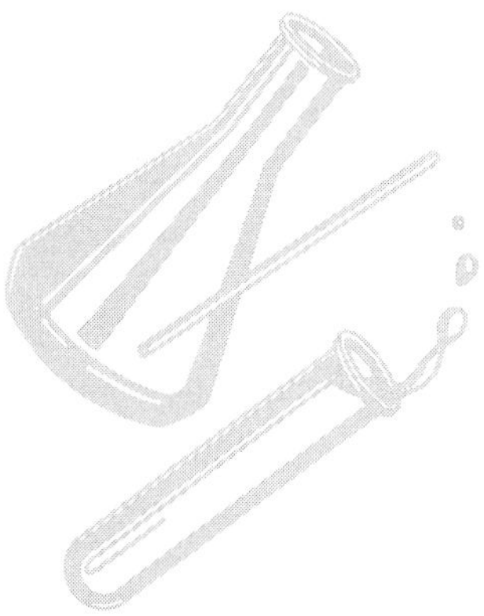

pratiques du *new management*, doit être réformé. Les laboratoires de recherche passent le plus clair de leur temps à des démarches administratives pour obtenir des financements fléchés, soumis à des évaluations d'efficacité à court terme. Cette politique est incompatible avec le temps long d'études rigoureuses et indépendantes. La recherche fondamentale, par exemple, ne peut prouver son « utilité » à court terme, encore moins selon les critères commerciaux ou comptables, ce n'est ni sa fonction ni sa temporalité. L'histoire de la médecine et de la recherche biomédicale nous a montré que de nombreuses découvertes pharmaceutiques étaient le fruit d'erreurs, de hasards et de tâtonnements[71].

À titre d'exemple, à partir des années 1950 ont été découverts des médicaments essentiels utilisés dans le champ psychiatrique, comme les neuroleptiques et les antipsychotiques. Ces découvertes ont eu lieu par hasard car ce champ de recherche n'était alors pas la priorité des industriels. Elles résultaient de l'observation d'effets secondaires d'autres traitements, notamment certaines molécules visant à combattre les allergies et les infections bactériennes. Sachant cela, la recherche doit se donner le temps de se tromper.

Un modèle de recherche publique doit être promu au niveau national et international, de sorte que les chercheurs puissent sortir de l'austérité et des logiques de concurrence, fixer des objectifs correspondant aux grands défis sanitaires et favoriser des recherches complémentaires afin de garantir plusieurs types de réponses à un même problème. La communication des protocoles, des résultats intermédiaires, des échecs serait une garantie de cette complémentarité.

Les États sont les premiers investisseurs des multinationales pharmaceutiques, par leurs investissements en R&D, par les remboursements et par les aides diverses. L'époque demande du pragmatisme. Dans son avis de novembre 2020, le CCNE a estimé que la mise en place de la transparence était capitale pour contrer la dynamique actuelle d'augmentation des prix. Elle permettrait d'introduire du rationnel dans les débats autour de leur fixation et de s'assurer que chaque aide accordée par l'État s'accompagne de l'obligation d'inclure des conditionnalités, en termes d'accès, de prix, de propriété intellectuelle et de transfert de technologie. Les États pourraient ainsi suivre l'impact de leurs financements, ce qui faciliterait les discussions lors de la fixation du prix des médicaments.

Parallèlement à la mise en place de la transparence, il faut réformer la production, ce qui implique de penser à ses répercussions écologiques. Dans les discussions internationales sur la santé, les questions environnementales sont essentielles à porter. D'une part, car les changements environnementaux liés à l'activité humaine ont des conséquences directes sur la santé, mais aussi sur l'augmentation de risques pandémiques. D'autre part, parce que l'impact environnemental de la production pharmaceutique, notamment de principes actifs, concentrée en Asie, pose la question de l'inégale répartition du risque écologique à l'échelle du globe. Est-il légitime qu'une région de la planète absorbe la majeure partie de la pollution générée par la fabrication de médicaments consommés en France ?

L'enjeu est écologique, éthique et géopolitique. Les conflits internationaux, les alliances et les interdépendances entre pays posent la question de la sécurité sanitaire mondiale et de la sortie de l'ultra-dépendance à quelques pays[72]. Par exemple, face aux pénuries, garantir toute la transparence et notamment identifier les producteurs de principes actifs permettraient de s'assurer une marge de manœuvre en cas de crise ou de désastre sanitaire, que ce dernier soit lié à une impureté dans une usine, ou à des tensions internationales.

Les débats sur la relocalisation, relancés en France par la crise du Covid-19, n'ont porté que sur des symboles, comme la production de paracétamol dans les conditions actuelles du marché, d'offre et de la demande. Relocaliser dans les mêmes conditions ne suffit pas, c'est pourquoi une production au moins en partie publique s'impose, car elle permet à l'État une meilleure réactivité et un usage stratégique. Il faut que pour chaque médicament existent au moins trois sites et pays différents de production de principes actifs, afin d'avoir toujours un fournisseur en cas de problème sur une des chaînes de fabrication. La production à flux tendu a des répercussions énormes en matière de pénuries, c'est pourquoi, même si les enjeux environnementaux invitent à la raisonner, il est par ailleurs nécessaire que parfois plusieurs productions se chevauchent au risque de fabriquer plus que les besoins de façon à assurer une continuité de la production et ainsi de prévenir des pénuries qui auraient des conséquences désastreuses.

Aujourd'hui plus que jamais, la transparence est nécessaire dans les politiques du médicament. Elle doit être adossée à une production, au moins en grande partie, publique, permettant de lutter contre les pénuries et d'enrayer la dynamique d'augmentation des prix. L'accès à la santé pour tous et toutes est un enjeu majeur d'éthique et un droit fondamental. Les États ont les moyens d'en faire une réalité.

La France peut reprendre la main sur le système de recherche, de développement et de production des produits de santé, pour en faire bénéficier sa population tout comme celle des autres pays. Les politiques du médicament doivent désormais être conduites par des agents publics expérimentés, formés aux questions de santé et de production pharmaceutique, sans conflits ou liens d'intérêts. Leur travail doit se faire en lien avec la société civile experte et les associations de patients indépendantes. Les services étatiques en charge du suivi de ces questions doivent être renforcés, et l'externalisation des politiques publiques à des cabinets de conseil privés doit cesser.

Deux siècles après la synthétisation des premiers médicaments, et après un XXe siècle comportant tant de découvertes scientifiques majeures, l'humanité a les moyens de repenser pleinement la recherche et la production de médicaments essentiels pour que ceux-ci bénéficient à toutes celles et à tous ceux qui en ont besoin. Prix Nobel de médecine, codécouvreuse du VIH, Françoise Barré-Sinoussi s'interrogeait sur le sens de la découverte scientifique si elle n'est pas accessible à ceux qui en ont besoin. Plutôt que d'être régie par des principes économiques et

AUJOURD'HUI PLUS QUE JAMAIS EST NÉCESSAIRE LA TRANSPARENCE DANS LES POLITIQUES DU MÉDICAMENT, ADOSSÉE À UNE PRODUCTION, AU MOINS EN GRANDE PARTIE, PUBLIQUE, PERMETTANT DE LUTTER CONTRE LES PÉNURIES ET D'ENRAYER LA DYNAMIQUE D'AUGMENTATION DES PRIX.

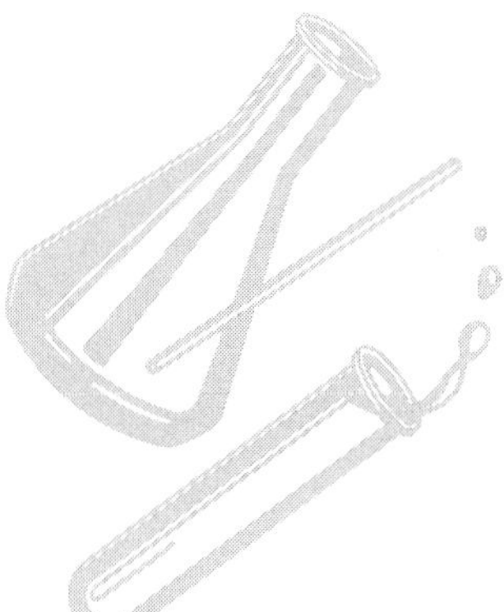

encadrée par des principes juridiques qui en limitent l'accès, et qui sont – nous le savons tous – eux-mêmes issus de négociations et la résultante d'enjeux de pouvoir, la science doit reprendre sa place au service de l'humain, et être pensée comme telle.

NOTES

1. « Combien coûtent nos vies ? », slogan d'Act Up-Paris au milieu des années 2000.

2. Solenn de Royer et Chloé Hecketsweiler, « Les stocks stratégiques de médicaments de la France étaient au plus bas au début de l'épidémie de Covid-19 », *Le Monde*, 24 septembre 2020.

3. World Health Organization (WHO), « Target Product Profiles », consulté le 12 avril 2022.

4. Frank Bowinkelmann, *Germes tueurs : le fléau de l'élevage intensif*, documentaire, 53 minutes, Arte, 2013.

5. U.S. National Action Plan for Combating Antibiotic-Resistant Bacteria (2020-2025).

6. Alessandro Cassini *et al.*, « Attributable Deaths and Disability-adjusted Life-years Caused by Infections with Antibiotic-resistant Bacteria in the EU and the European Economic Area in 2015: A population-level modelling analysis », *The Lancet*, 1er janvier 2019.

7. Christopher J.L. Murray *et al.*, « Global Burden of Bacterial Antimicrobial Resistance in 2019: A systematic analysis », *The Lancet*, 19 janvier 2022.

8. Plan d'action de la commission européenne sur la résistance aux antibiotiques.

9. AMR Action Fund.

10. Voir par exemple la feuille de route du Conseil stratégique des industries de santé, sous l'égide du gouvernement : « Innovation santé 2030 », juin 2021.

11. Rein M.G.J. Houben, Peter J. Dodd « The Global Burden of Latent Tuberculosis Infection: A re-estimation using mathematical modelling », *PLOS Med.* 2016 ; 13(10).

12. Dans le monde, selon l'OMS, le VHB et le VHC touchent respectivement 296 et 58 millions de personnes en 2019.
13. OMC, « L'OMS lève le voile sur les principales causes de mortalité et d'incapacité dans le monde : 2000-2019 », communiqué du 9 décembre 2020.
14. William Audureau, « Qu'est-ce que l'"espérance de vie en bonne santé", indicateur récurrent des débats sur l'âge de départ à la retraite ? », *Le Monde*, 15 avril 2022.
15. Santé publique France, « Épidémiologie de la maladie de Parkinson, données nationales », *Bulletin épidémiologique hebdomadaire*, avril 2018, p. 132.
16. « Dossier alzheimer » du site de l'INSERM, 8 janvier 2019.
17. Yves Landry, *Petite histoire des médicaments ; de l'Antiquité à nos jours*, Dunod, 2011.
18. Philippe Abecassis et Nathalie Coutinet, *Économie du médicament*, La Découverte, 2018.
19. CNBC, « Goldman Sachs Asks "is Curing Patients a Sustainable Business Model" ? », avril 2018.
20. Els Torreele, « The Search for New Antibiotics: Market based solutions are not the answer », *The BMJOpinion*, 11 juillet 2019 ; Ben Hargreaves, « Antibiotics Biotech Hits the Wall in Difficult Times for Market », *Outsourcing-Pharma*, 10 juin 2019.
21. Catherine Tomlinson et Mick Frick « Report: Tuberculosis Research Funding Trends, 2005-2020 », Treatment Action Group (TAG), 2021.
22. Lindsay McKenna, « The Price of Bedaquiline », TAG, 2018.
23. Données 2020 de la mission interministérielle Recherche et enseignement supérieur (Mires) du ministère de l'Enseignement supérieur, de la Recherche et de l'Innovation.
24. Nadège Dubessay, « Entretien avec Bruno Canard, spécialiste du Coronavirus : "En délaissant la recherche fondamentale, on a perdu beaucoup de temps" », *L'Humanité*, 19 mars 2020.
25. Francesca de Benedetti, « Vaccino Covid, l'Europa nasconde i contratti sulle dosi vendute da Big Pharma », *Domani*, 1er novembre 2021.

26. Anthony E. Kiszewski, « NIH Funding for Vaccine Readiness before the COVID-19 Pandeminc », *Vaccine*, 22 avril 2021.
27. « Covid-19 : Sanofi arrête le développement de son vaccin à ARN messager, mais poursuit son projet le plus avancé », *Le Monde* et AFP, 28 septembre 2021.
28. Els Torreele, Pauline Londeix et Jérôme Martin, « La course au vaccin peut compromettre toute réponse adéquate à la pandémie », *Le Monde*, 23 septembre 2020.
29. Richard L. Morrow *et al.*, « Industry Sponsor Influence in Clinical Trial Reporting in Canada: A qualitative interview study », *Clinical Therapeutics*, 23 décembre 2021.
30. Article L. 151-1 du Code du commerce.
31. Amy Kapczynski, Chan Park et Bhaven Sampat, « Polymorphs and Prodrugs and Salts (Oh My!): An empirical analysis of "secondary" pharmaceutical patents », *PLoS ONE* 7(12), 2012.
32. Pauline Londeix et Mike Frick, « Isoniazid/Rifapentine (3HP) Access Roadmap and Patent Landscape », TAG, février 2020.
33. Catherine Mary, « Tuberculose : le traitement à base de rifapentine enfin accessible à tous ? », *Le Monde*, 19 octobre 2020.
34. Définition de l'ANSM.
35. ANSM, « Remise en place du contingentement pour la BCG thérapie en raison des difficultés d'approvisionnement », mis à jour le 14 février 2021, disponible sur le site de l'agence.
36. Sondage Ipsos réalisé du 29 octobre au 4 décembre 2019 pour la Ligue contre le cancer auprès d'un échantillon représentatif de 500 professionnels de santé.
37. European Association of Hospital Pharmacist (EAHP), « Medicines Shortages in European Hospitals », novembre 2018.
38. *Ibid.*
39. TRT-5 CHV, « Gonorrhées et Chlamydiae, un retard au dépistage », 15 décembre 2020.
40. Données de l'ANSM, 2020. Données du Leem, 2017.
41. Pauline Londeix, *Domani*, 1er mars 2022, https://www.editorialedomani.it/idee/voci/crisi-internazionale-ucraina-russia-dipendenza-produzione-farmaci-wsfpffi1

42. UFC-Que choisir, « Pénuries de médicaments – Devant la responsabilité criante des laboratoires, les pouvoirs publics doivent sortir de leur complaisance », 9 novembre 2020.Pauline Londeix, Domani, 1er mars 2022 https://www.editorialedomani.it/idee/voci/crisi-internazionale-ucraina-russia-dipendenza-produzione-farmaci-wsfpffi1
43. Andrew Hill, « Will Coronavirus Lead to Drug Shortages for the NHS? », *The Guardian*, 19 mars 2020.
44. Chloé Hecketsweiler, « Médicaments : neuf grands hôpitaux européens lancent un appel à l'aide », *Le Monde*, 31 mars 2020 ; Stéphane Horel, « Coronavirus : inquiétude mondiale sur les inévitables pénuries de médicaments », *Le Monde*, 3 avril 2020.
45. Rozenn Le Saint, « Médicaments face au Covid-19 : faute d'anticipation, le système D », *Mediapart*, 9 avril 2020.
46. Cécile Thiber, « Coronavirus : tensions sur les médicaments de réanimation », *Le Figaro*, 2 avril 2020.
47. Stéphane Horel, « Coronavirus et médicaments : les astuces de l'AP-HP pour essayer d'économiser les stocks », *Le Monde*, 3 avril 2020.
48. Alexis Orsini, « Coronavirus à Paris : Le personnel soignant de l'AP-HP est-il équipé de sacs-poubelle en guise de protection ? », *20 minutes*, 21 avril 2020.
49. Matthieu Aron et Caroline Michel-Aguirre, *Les Infiltrés*, Allary Éditions, février 2022. Voir aussi le rapport sénatorial conduit par Eliane Assassi : « Un phénomène tentaculaire : l'influence croissante des cabinets de conseil sur les politiques publiques », 16 mars 2022, ainsi que les auditions des cabinets d'audit qui sont intervenus pendant la crise sanitaire, du ministre de la Santé et des administrations sanitaires qui les ont sollicités (auditions des 8 et 15 décembre 2021, et du 2 février 2022).
50. Anne-Laure Lebrun, « Mucoviscidose : l'annulation d'essais cliniques suscite l'inquiétude des associations de patients », *Le Figaro*, 24 février 2018.
51. Stéphane Besançon, David Hacquin, Pauline Londeix et Jérôme Martin, « Scandale Novartis : "Le produit d'un système encouragé par l'absence d'actions de nos pouvoirs publics" », *Le Monde*, 7 janvier 2020.

52. Alexandre Buccianti, « Santé : l'Égypte, championne de la lutte contre l'hépatite C », RFI, 13 septembre 2017.
53. Ellen T'Hoen, « Private Patents & Public Health », Health Action International.
54. Daniel Rosenweg, « Hépatite C : un générique non autorisé », *Le Parisien*, 15 novembre 2016.
55. Rapport de la Cour des comptes sur la Sécurité sociale, 2017, p. 48 et 49.
56. C'est ce qu'indiquent le rapport de la Cour des comptes sur la Sécurité sociale de 2017 ou encore celui de la Direction de la recherche, des études, de l'évaluation et des statistiques (DREES), « Les dépenses de santé en 2019 – Résultats des comptes de la santé – édition 2020 », p. 154.
57. *Ibid.*
58. CCNE, « Avis n° 135 : L'accès aux innovations thérapeutiques et aux enjeux éthiques », 2020.
59. Hugo Huon et le collectif Inter-Urgence, *Urgences, hôpital en danger*, Albin Michel, 2020.
60. Coline Garré, « L'éthique mise à mal pendant la crise du Covid », *Le Quotidien du Médecin*, 8 septembre 2020.
61. Pauline Londeix et Marcela Vieira, « VIH et Banque mondiale », *Vacarme* n° 85, automne 2018 ; Antoine Math, « Les effets des politiques d'austérité sur les dépenses et services publics de santé en Europe », *La Revue de l'IRES*, n° 91-92, 2017.
62. Costa Chaves Gabriela *et al.*, « Construction of Health Sovereignty: Politics and public production of medicines in Brazil" [free translation from Portuguese].
63. Feroz Ali *et al.*, « Pharmaceutical Patent Grants in India: How our safeguards against evergreening have failed, and why the system must be reformed », New Delhi, AccessIBSA, 2018.
64. Andrew Pollack, « High Cost of Sovaldi Hepatitis C Drug Prompts a Call to Void Its Patents », *The New York Times*, 2015.
65. Pharmaceutical Research and Manufacturers of America (PhRMA) (PhRMA), « Special 301 Submission 2022 ».

66. Pauline Londeix et Chloé Forette, « Nouveaux traitements de l'hépatite C : Stratégies pour atteindre l'accès universel », Médecins du monde, mars 2014.
67. Pauline Londeix et Jérôme Martin, « Relocalisation de l'industrie pharmaceutique en Europe et dans les États membres », OTMeds, mars 2022.
68. Assemblée mondiale de la santé, « Improving the Transparency of Markets for Medicines, Vaccines, and Other Health products », 29 mai 2019.
69. Décret italien sur la transparence, publié au journal officiel de la République italienne en juillet 2020.
70. Ellen T'Hoen *et al.*, « What is the Evidence on Legal Measures to Improve the Transparency of Markets for Medicines, Vaccines and Other Health Products (World Health Assembly resolution WHA72.8)? », OMS, 2021.
71. Viola Antonella, *Il sesso è (quasi) tutto. Evoluzione, diversità e medicina di genere*, Feltrinelli, mars 2022.
72. Pauline Londeix et Jérôme Martin, « La situation internationale nous impose de poser les bases d'une production française de médicaments », *Le Monde*, mars 2022.

TABLE DES MATIÈRES

Achevé d'imprimer en août 2022
sur les presses de Normandie Roto Impression s.a.s.
61250 Lonrai
N° d'imprimeur : 2202941
Dépôt légal : octobre 2022

Imprimé en France

10/18 - 92, avenue de France - 75013 Paris